Sabor sem glúten

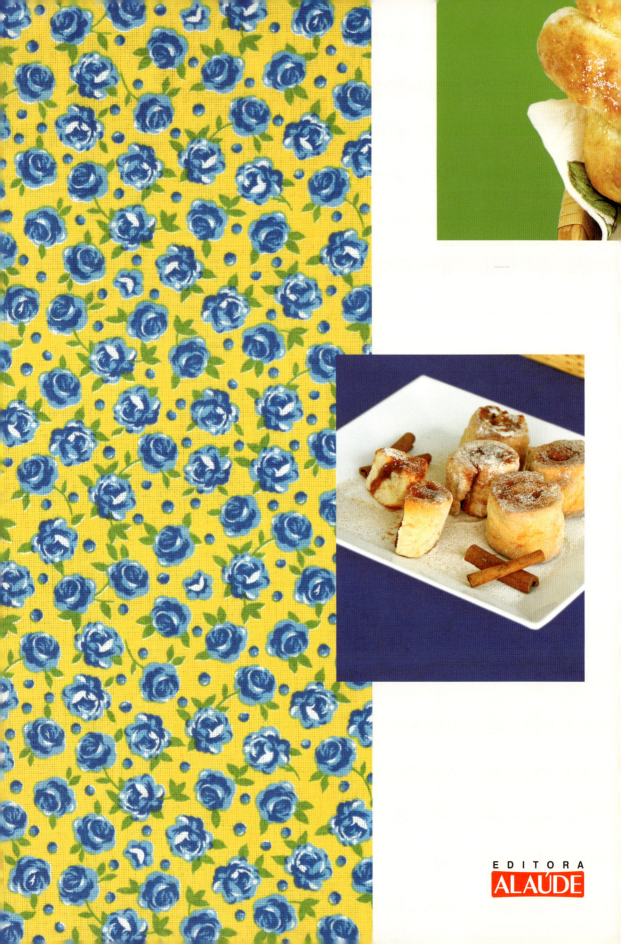

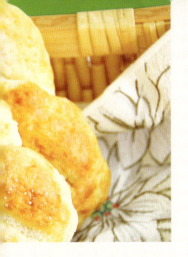
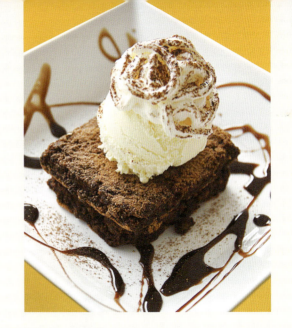

Denise Godinho

Sabor sem glúten

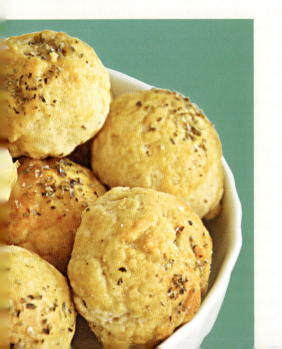
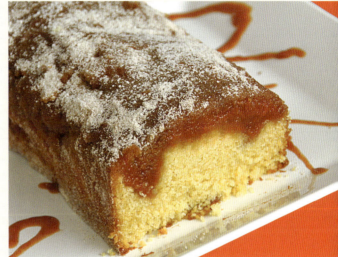

MAIS DE 100 RECEITAS TESTADAS E APROVADAS

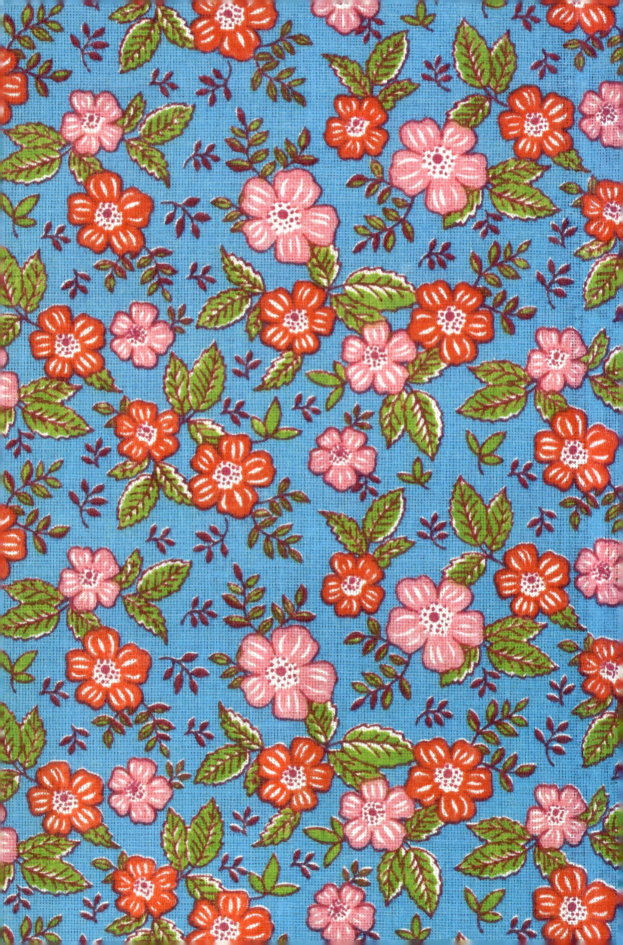

Sumário

Introdução	6
A vida depois do diagnóstico	8
Não basta ser médico, tem que ser pai	9
9 dicas para evitar a contaminação cruzada	10
Valorosa ajuda contra reações adversas	13
Dia a dia melhor sem glúten	14
O que evitar...	16
... e o que não pode faltar	17
Farinhas preparadas	18
Receitas básicas	26
Pães salgados e doces	48
Salgadinhos	70
Bolos	90
Biscoitos	126
Agradecimentos	141
Índice alfabético de receitas	142

Introdução

Meu filho começou a desenvolver uma alergia com urticárias gigantes por todo o corpo aos 2 anos, na década de 1990, embora a alergia ao glúten só fosse diagnosticada dez anos mais tarde.

O único tratamento seria uma dieta isenta de glúten. E agora, o que fazer? De repente, os alimentos prediletos de João Victor foram banidos e a rotina de toda a nossa família foi afetada. Coisas simples, como ir a uma pizzaria, a um barzinho ou mesmo comer na casa de um colega se tornaram um problema.

Eu ficava acordada durante a noite, imaginando o que dar de comer para o meu filho no dia seguinte. Pesquisava livros e revistas de culinária na tentativa de encontrar receitas apetitosas que todos pudessem comer juntos sem perceber que não continham glúten.

Não encontrava nada pronto. Atualmente, até existem produtos industrializados isentos de glúten, mas há vinte anos não se encontrava esse tipo de coisa nem nos grandes centros, imagina em uma cidade do interior como a que morávamos.

A falta de opção de alimentos não alergênicos foi o incentivo para que eu começasse a desenvolver receitas seguras e ao mesmo tempo saborosas. Ajustar os pratos tradicionais aos novos ingredientes foi um grande desafio e o resultado foi mais do que um livro de receitas.

Acho que consegui criar pratos que reúnem toda a família em torno da mesma mesa sem que ninguém seja excluído. Mudar o estilo de vida através de uma dieta livre de glúten não é um processo rápido e fácil, mas os benefícios são fantásticos.

O amor incondicional pelo meu filho não me deixou desanimar em nenhum momento. Muito pelo contrário: descobrir o problema dele tinha sido o mais

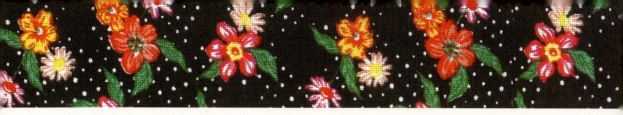

difícil; a partir de então, a responsabilidade era minha, e eu estava disposta a aprender tudo sobre o assunto. Chegara a hora de mostrar minha habilidade e criatividade na cozinha.

Sempre fui apaixonada por culinária, e foi isso que me ajudou a proporcionar a meu filho uma alimentação variada e saborosa. Já que eu não encontrava preparações que combinassem ingredientes sem glúten, passei a adaptar as receitas convencionais.

À primeira vista pensei que seria fácil, mas a história não foi bem assim! Como o glúten é o responsável pela liga em massas, as farinhas substitutas, como farinha de arroz, amido de milho, fécula de batata, fécula de mandioca e outras, não proporcionavam o mesmo resultado nas receitas. Muitas vezes, a massa ficada esfarelada, em outras, pesada ou solada. Mas nenhuma dificuldade foi empecilho para que eu desistisse, pelo contrário: alguma coisa me dizia que eu estava no caminho certo. A certeza disso vinha da felicidade estampada no rosto do meu filho após cada receita que dava certo.

O meu objetivo não era apenas encontrar uma receita substituta, e sim fazê-lo de forma que o prato não tivesse o sabor forte das farinhas alternativas. Além disso, a aparência importava tanto quanto o sabor e o valor nutritivo, afinal comemos também com os olhos. Minha filha e meu marido, que nunca tiveram problemas com alergias, comparavam o que comiam com os preparados com outras farinhas e se tornaram meus melhores degustadores e críticos.

Meu filho ainda não conseguiu se curar, mas convive muito bem com a alergia e se alimenta com pratos variados e deliciosos. Como você vai ver ao longo deste livro, comprovo que na culinária tudo é possível, desde que haja amor, persistência e um pouquinho de imaginação.

A vida depois do diagnóstico

João Victor Veloso Gonçalves Godinho
Filho amado, médico oftalmologista

Fico extremamente feliz ao ver o trabalho de tantos anos da minha mãe ser publicado e por saber que este livro vai ajudar outras pessoas que, como eu, têm alergia ao glúten.

Lembro-me de todos os momentos difíceis por que passei, principalmente antes do diagnóstico da minha condição, e também da aflição de todos à minha volta, em especial meus pais e minha irmã, Luana. A partir do diagnóstico, nos anos 1990, foi mais fácil evitar as reações alérgicas, mas ficou difícil comer algo que fosse ao mesmo tempo gostoso e variado.

Graças a Deus, tive o privilégio de contar com alguém que estava disposta a tentar descobrir um caminho para mim e criar receitas que atendessem à minha nova realidade: minha mãe. Tudo isso envolveu muito mais do que mudar os meus hábitos alimentares; exigiu a mudança dos hábitos de toda a minha família.

Testemunhei o esforço e a dedicação da minha mãe, que sempre conciliou o trabalho com a família e abraçou tudo como um desafio. Cada receita que testava ficava melhor do que a anterior, e por mais que já estivesse satisfeito com a variedade de opções, esse anjo em minha vida nunca parou de criar novas receitas, sempre deliciosas.

Ao ver este livro pronto, não me resta mais nada além de agradecer. Ao meu pai e à minha irmã, que vibram comigo a cada receita aprimorada e dividem o orgulho de todo o empenho da minha mãe.

Minha vida é, sem sombra de dúvidas, muito mais fácil por causa do apoio que minha mãe sempre me deu. Ao ver este livro impresso, sinto-me honrado em dividir isso com outras pessoas. Obrigado, mãe.

Não basta ser médico, tem que ser pai

Renato Rodrigues Gonçalves Godinho
Marido dedicado, companheiro de todos os momentos

Durante vários anos, João Victor conviveu com um quadro de urticária de origem desconhecida. Apesar de os exames laboratoriais apontarem chances elevadas de alergia ao glúten, algumas vezes a ingestão de alimentos com trigo não tinha relação com os sintomas, tornando ainda mais difícil o diagnóstico do meu filho.

Depois de João Victor ter sofrido reações gravíssimas, experimentando até edemas de glote (resposta alérgica na garganta acompanhada por dificuldades respiratórias), passei a carregar sempre uma maleta de emergência com todos os medicamentos, pois acontecia de João Victor ter crises alérgicas quando estávamos fora de casa e precisar de medicação injetável.

Durante um curso no Hospital das Clínicas, em São Paulo, procurei o serviço de alergia e imunologia infantil dessa instituição e fiquei sabendo de um caso raro de alergia cujas reações só eram desencadeadas quando a ingestão do glúten estava associada à atividade física ou à instabilidade emocional.

Depois que João Victor foi corretamente diagnosticado, testemunhei a batalha da minha mulher para, através de seu dom divino para culinária, tornar-se uma verdadeira guerreira. Suas armas eram as receitas sem glúten que desenvolvia sozinha, tudo para que nosso filho não tivesse tantas restrições na dieta. Na época eram raras as opções industrializadas de alimentos sem glúten, e consumir comidas prontas não era seguro.

Hoje, é com muito orgulho que parabenizo minha mulher, que, além de proporcionar uma alimentação de altíssima qualidade para nosso filho, agora vai contribuir para que outros com as mesmas restrições alimentares tenham a oportunidade de saborear deliciosas receitas, que representam todo o esforço de uma mulher e mãe vencedora.

9 dicas para evitar a contaminação cruzada

A contaminação cruzada é a transferência de traços ou partículas de glúten de um alimento para outro, direta ou indiretamente. Nem sempre é possível vê-los, mas o corpo do celíaco e do alérgico os sente. Pode ocorrer na área de manipulação, mas também pode ocorrer durante as etapas de plantio, colheita, armazenamento, beneficiamento, industrialização, transporte e comercialização desse produto.

O pó da farinha de trigo pode ficar no ar por até 24 horas depois da manipulação. Por si só, isso já seria uma possibilidade de contaminação cruzada, que é agravada pelo uso compartilhado de utensílios, a limpeza inadequada dos equipamentos e a falta de alternância entre a produção sem glúten e a dos alimentos que contêm glúten.

O ideal é que não exista a presença de fontes de glúten nos ambientes onde os celíacos moram e fazem suas refeições. Quando não é possível excluir completamente o glúten de casa, é importante separar utensílios e é fundamental que todos sejam orientados a lavar constantemente as mãos entre um preparo e outro.

1) Faça a tripla lavagem de equipamentos e utensílios

O glúten adere às superfícies e é muito difícil limpar apenas com água e sabão. E o glúten não sai com água fervendo, como muita gente pensa. É preciso fazer uma tripla lavagem no equipamento para quebrar quimicamente o glúten:

- Lave o forno com esponja, água e sabão, tirando todo o resíduo visível.
- Troque as esponjas e lave novamente, desta vez com uma mistura de vinagre e sal.
- Para finalizar, passe álcool 70% usando papel-toalha.

Parece exagero, mas há uma justificativa bioquímica por trás dessa tripla lavagem. Analisando a composição proteica do trigo, temos que 5% de suas proteínas são solúveis em água e sal, 40% a 45% são solúveis em ácido (como o vinagre) e 33% a 45% são solúveis em álcool.

2) Use esponjas separadas

Aproveitando a dica anterior, saiba que as esponjas e os panos podem conter traços de glúten. Portanto, tenha material separado para lavar e enxugar os vasilhames com e sem glúten, com cores diferentes e em recipientes fechados. Talheres mal lavados também oferecem riscos.

3) Organize a cozinha

Crie zonas de segurança na sua cozinha e separe o material do alérgico. Separe os utensílios de uso comum (como potes, colheres de silicone ou madeira, placa de corte) e compre novos exclusivamente para o preparo dos alimentos sem glúten. Utilize cores diferentes para os potes armazenadores e guarde-os separado. Avise todos os moradores sobre a nova organização.

4) Separe o saleiro

Uma coisa que parece inofensiva, mas na verdade é um perigo é o saleiro e outros potes de tempero. Se na sua cozinha são preparados alimentos com e sem glúten, certifique-se de utilizar um saleiro separado para cada preparo. Muitas pessoas usam as mãos para pegar o sal e os temperos ou usam os mesmos talheres para pegar e misturá-los nas diversas preparações. Isso também pode acontecer na casa de parentes e amigos, então fique de olho.

5) Não compartilhe eletrodomésticos

Não esquente o pão sem glúten na mesma torradeira ou sanduicheira usada para os pães comuns, pois as migalhas, mesmo torradas, podem contaminar o alimento. Também é muito difícil limpar as peças de borracha ou plástico desses aparelhos para que fiquem 100% livres de glúten.

Se não tiver alternativa, embrulhe o pão sem glúten em papel-alumínio, coloque-o na torradeira e depois retire com um pegador, evitando tocar o alimento. Mas saiba que essa solução deve ser usada de vez em quando. O ideal é que o celíaco tenha seus próprios utensílios, como torradeira, batedeira, liquidificador, processador, mixer, moedor de grãos, máquina de pão e outros.

Não asse alimentos com e sem glúten no mesmo forno, muito menos ao mesmo tempo. Se não tiver opção, cubra os pratos sem glúten com papel--alumínio, envolvendo toda a assadeira. Sempre prepare os alimentos sem glúten primeiro e deixe o prato tampado até o momento de servir, e não compartilhe talheres com os demais pratos.

6) Atenção com o óleo para frituras

Não use o mesmo óleo em que fritou empanados com farinha de rosca, de trigo ou outra farinha que contenha glúten. Não coma batatas fritas em lanchonetes e restaurantes onde servem empanados ou outros salgadinhos que contenham glúten, pois geralmente são fritos no mesmo óleo e vasilhame. Os restaurantes reutilizam esse óleo contaminado para refogar outras preparações. Pergunte sobre o preparo dos alimentos antes de fazer o seu pedido e informe o garçom. Na dúvida, não consuma.

7) Arrume a geladeira

Ao organizar a geladeira, deixe as prateleiras mais altas para os alimentos sem glúten. Caixas hermeticamente fechadas evitam contatos de alimentos.

Em casa, geralmente a família compartilha alimentos como manteiga, requeijão, geleia e frios fatiados, mas esses alimentos podem conter farelos de pão ou de biscoito. O ideal é que o celíaco e o alérgico tenham os seus separados ou que todos os moradores usem uma colher para tirar o alimento de dentro do pote e só depois usem uma faca para passar no pão ou biscoito. No caso dos frios, o talher contaminado com farelo ou migalhas de pão pode contaminar a vasilha toda, então cuidado.

8) Escolha bem onde comprar carne

Muitos açougues vendem empanados e carnes temperadas com ingredientes que podem conter glúten. Pergunte ao atendente se eles manipulam farinha de rosca e temperos prontos para preparar carnes empanadas ou hambúrguer ou ainda bifes a rolê etc. Se sim, há grandes possibilidades de contaminação cruzada. Dê preferência a açougues que apenas manipulem as carnes para pesar e fatiar.

9) Muita atenção às compras

Mesmo que tenha o costume de comprar determinado produto, sempre leia o rótulo. Pode acontecer contaminação cruzada em um lote e no outro não, dependendo de como foram beneficiados ou empacotados.

Nos rótulos, não se limite à expressão "Contém glúten" ou "Não contém glúten". Às vezes, um produto considerado sem glúten esconde no rótulo a informação de que possui traços de glúten ou outro ingrediente que não seja trigo, por exemplo, cevada, centeio ou espelta. O pó de café deve ser certificado, pois alguns produtores misturam cevada na moagem do grão para aumentar o rendimento.

Evite comprar alimentos a granel. Prefira aqueles vendidos em embalagens lacradas de fábrica e de fornecedores confiáveis.

Antes de armazenar suas compras, limpe as embalagens, pois não existe separação dos produtos com e sem glúten durante o transporte e a estocagem ou mesmo nas prateleiras dos supermercados.

Identifique com etiquetas tudo que é sem glúten e de uso exclusivo como farinhas, temperos, açúcar, molhos, conservas e macarrão.

Valorosa ajuda contra reações adversas

Dra. Cristina Miuki Abe Jacob (in memoriam)
Professora associada do Departamento de Pediatria
da Faculdade de Medicina da Universidade de São Paulo

As reações adversas aos alimentos são cada vez mais comuns e trazem muitas dificuldades para as famílias dos pacientes, seja do ponto de vista da rotina diária, seja do ponto de vista emocional. Os alimentos, além de seu valor nutricional, têm para nós, latinos, um grande significado emocional, representando, também, um canal de afetividade entre pessoas. Essa consideração nos faz entender a dificuldade de uma mãe ao restringir alimentos básicos aos filhos.

Para nós, profissionais, trabalhar com crianças com reações adversas ao leite, ao ovo e ao trigo representa um grande desafio e um grande aprendizado, que se estabelece à medida que vivemos o drama de cada um de nossos pacientes.

Ter em mãos um livro que nos ajude a superar essas dificuldades é sem dúvida um auxílio inestimável, em especial quando nos oferece opções de uma dieta restrita em glúten e representa o fruto de uma vivência pessoal. Denise conseguiu transformar dificuldades em vitórias e necessidades, em doação. Tenho certeza de que sua experiência está em cada receita, que aqui se transforma em auxílio a famílias que vivem experiência semelhante.

Parabéns, Denise, e obrigada por dividir essas receitas com todos nós!

Dia a dia melhor sem glúten

O mais importante é entender que a intolerância ao glúten ou a doença celíaca é uma questão qualitativa e não quantitativa, ou seja, mesmo só um pouquinho dessa proteína já pode causar um estrago enorme.

Em casa

- Não deixe por perto nenhum produto que contenha glúten, principalmente pão.
- Lave bem as mãos todas as vezes que tocar em alimentos que contenham glúten.
- Separe pratos e talheres para uso exclusivo da pessoa que tem restrição ao glúten. Eletroportáteis como torradeira, forno elétrico e grill podem conter farelos e vestígios de glúten, e isso pode contaminar a comida, portanto todo cuidado é pouco. O mesmo vale para vasilhas, tigelas, assadeiras e refratários.
- Prepare as farinhas utilizadas nas diferentes receitas e guarde-as em potes hermeticamente fechados. Isso vai facilitar o preparo de vários tipos de receitas ao mesmo tempo.
- Mantenha seu freezer abastecido com lanches congelados que possam ser levados para passeios ou para o trabalho. Procure fazer comidas variadas e guardá-las em porções individuais. Os bolos, por exemplo, são uma ótima opção para carregar na mochila e comer no lanche.
- Prepare diversos tipos de recheio e guarde-os no congelador, fracionados em pequenas porções; assim é possível fazer salgados com sabores variados com uma única massa.
- Para engrossar molhos e recheios, use amido de milho ou farinha de arroz, deixando cozinhar por alguns minutos.
- Ao receber amigos em casa, use sua criatividade na cozinha e prepare alimentos que todos possam comer. Para quem tem restrição alimentar, esse gesto é de grandeza e aceitação.

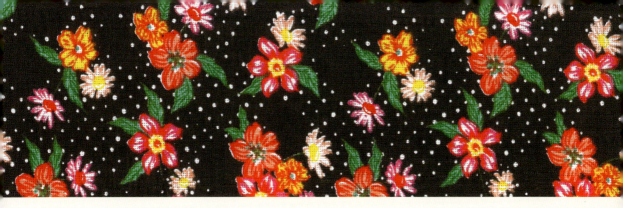

Na rua

- Ao fazer compras, leia sempre o rótulo mesmo que você já conheça os produtos, principalmente o das farinhas sem glúten. Dependendo do método de fabricação, o produto pode ter tido contato com ingredientes que contêm glúten no momento da fabricação ou do empacotamento. Oriente seus familiares a fazer o mesmo.
- Ao se alimentar fora de casa, procure saber quais foram os ingredientes utilizados no prato. Procure a pessoa que prepara a comida, não se contente com o garçom. Explique o que pode acontecer se você ingerir algo contaminado por glúten. Lembre-se de que a gordura utilizada para fritar batatas não pode ser usada para fritar salgadinhos comuns nem qualquer empanado.
- Ao ser chamado para eventos sociais, não precisa recusar o convite! Se não souber antecipadamente o que será servido, alimente-se antes de sair de casa.
- Ao viajar comunique a empresa aérea sobre a restrição alimentar. Se for de carro, leve lanches caseiros. Não compensa arriscar-se comendo algo nas paradas.

Para as crianças

- Oriente os professores e os colegas da escola sobre a restrição ao glúten.
- Deixe sempre algumas guloseimas na escola para serem servidas durante alguma atividade ou comemoração surpresa.

O que evitar

Sempre leia o rótulo dos produtos, procurando a indicação "Não contém glúten". Elimine da sua despensa todos os alimentos que possam conter glúten:

- farináceos como farinha láctea, aveia, farinha de trigo, farinha de rosca, farinha de pão, achocolatado, semolina, cevada, trigo integral;
- bolachas, biscoitos, waffers, casquinhas de sorvete, bolos, torradas, salgadinhos industrializados;
- bebidas como cerveja e outras que contenham glúten;
- molho de tomate, molho para salada, caldos de carne em tabletes e alguns tipos de molhos de soja;
- condimentos como mostarda, ketchup e molho inglês;
- salsichas, hambúrgueres, kani kama e outros peixes e carnes processados;
- sorvete, chocolate (principalmente ao leite; prefira o amargo). Atenção: a maioria das barras pequenas contém glúten, portanto adquira barras de 1 kg, corte em pedaços pequenos e guarde-os em potes fechados;
- suplementos alimentares.

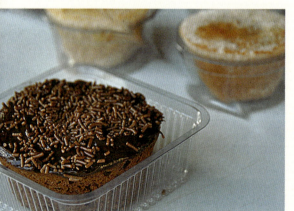

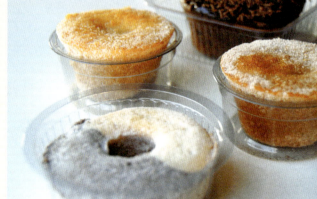

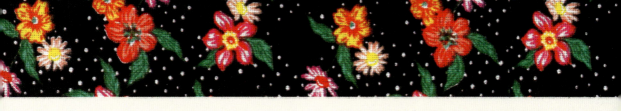

... e o que não pode faltar

Alguns ingredientes são essenciais na cozinha de quem quer ou precisa evitar o glúten:

Na despensa

- farinha de arroz, fécula de batata, creme de arroz, amido de milho, farinha de milho, farinha de mandioca, fubá, polvilho doce, polvilho azedo, tapioca, goma xantana (ingrediente sem glúten que dá liga aos preparos), leite em pó;
- fermento biológico e químico em pó, melhorador de farinhas, bicarbonato de sódio;
- soja, quinoa;
- cacau em pó;
- potes com farinhas preparadas sem glúten devidamente identificadas;
- massas secas de arroz, grão-de-bico, amaranto, milho ou outros ingredientes que não o trigo, encontradas em lojas de produtos orientais ou naturais.

No freezer

- bolos prontos de diversos sabores, acondicionados em embalagens descartáveis ou embrulhados em papel-alumínio (espere esfriar bem antes de congelar);
- bolachas sem glúten recheadas com vários sabores e pão de mel;
- salgadinhos, como empadas, esfirras, pastéis assados, tortinhas, rocamboles e pães recheados, congelados em saquinhos plásticos individuais;
- discos de pizza pré-assados de vários tamanhos. Na hora de usar, é só espalhar o molho de tomate e o recheio preferido e terminar de assar.

Farinhas preparadas

Temos à nossa disposição diversos tipos de farinhas feitas a partir de matérias-primas que não contêm glúten, como arroz, batata, mandioca e milho. Em grandes supermercados e lojas de produtos naturais, por exemplo, há até farinhas mais exóticas, feitas com grão-de-bico, berinjela, maracujá e banana verde.

Depois de tantos anos de testes e pesquisas, desenvolvi diversas combinações de farinhas que podem ser utilizadas para substituir as que contêm glúten, sem prejuízo do aspecto e do sabor da receitas. Privilegiei a escolha de farinhas mais comuns, que podem ser encontradas facilmente em qualquer cidade, para que as receitas possam ser feitas de norte a sul do país.

Aqui, compartilho com vocês minhas descobertas.

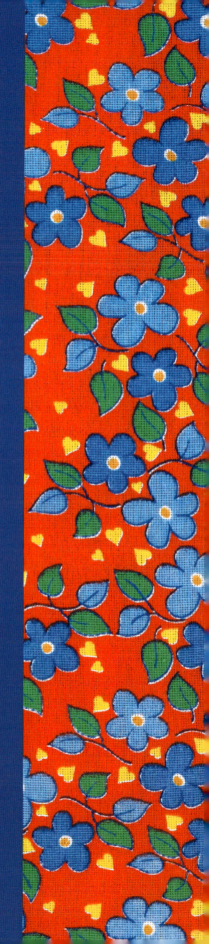

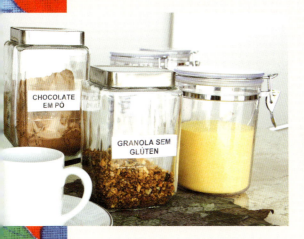
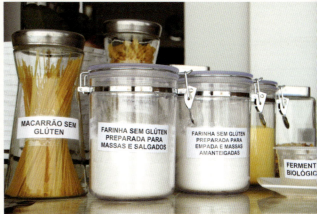

Farinha preparada para empadas e massas amanteigadas

6 XÍCARAS

1 xícara de polvilho doce | 2 xícaras de farinha de arroz | 1 xícara de leite em pó | 1 xícara de fécula de batata | 1 xícara de creme de arroz
2 colheres (sopa) rasas de goma xantana

- Bata o polvilho doce no liquidificador até obter uma farinha bem fina. Passe por uma peneira e meça 1 xícara. Se faltar, repita o procedimento até obter a quantidade de polvilho necessária.
- Misture o polvilho com os demais ingredientes e guarde em recipiente bem tampado, em temperatura ambiente.

Dica: Caso não possa consumir leite, use leite em pó sem lactose ou a mesma quantidade de leite de coco em pó ou por ½ xícara de amido de milho.

Farinhas preparadas

As gomas

O efeito pegajoso e a elasticidade que o glúten proporciona podem ser obtidos com a adição de gomas, que devem ser adicionadas em pequenas quantidades, de 1% a 5% do peso total da farinha, dependendo da receitas.

Goma xantana Espessante natural criado através da combinação do açúcar do milho com a bactéria *Xanthomonas campestris*. É usada como estabilizante e para dar volume, estrutura e viscosidade.

Carboximetilcelulose (CMC) Composto extraído da celulose que age como um espessante e aglutinante, promovendo a integração dos ingredientes da massa.

Goma guar Polissacarídeo muito utilizado pela indústria alimentícia como espessante, geleificante, emulsificante e estabilizante, pois, em contato com água, forma um gel altamente viscoso.

Liga neutra É uma liga formada por estabilizantes que possuem alguma função emulsificante de maneira a fornecer o melhor resultado na estabilidade, corpo e durabilidade. Ingrediente utilizado em sorvetes.

As farinhas sem glúten

Podem ser agrupadas em categorias, de acordo com sua função na receita. Confira a tabela e saiba mais sobre as farinhas mais utilizadas a seguir.

Farinhas de estrutura Geralmente são farinhas ricas em amido, mas que não têm muita liga. A proporção de farinha dessa categoria vai ser maior em todas as receitas.

farinha de arroz branco | farinha de arroz integral | farinha de amaranto | farinha de quinoa | farinha de grão-de-bico | farinha de trigo-sarraceno | farinha de aveia | farinha de painço | farinha de sorgo | farinha de teff | farinha de feijão-branco

Farinhas de liga Aqui estão todos os amidos, que substituem o glúten para dar liga nas farinhas e evitar que a massa esfarele. Também conferem leveza e maciez a bolos e crocância às tortas.

fécula de mandioca | polvilho doce | polvilho azedo | goma de tapioca | fécula de batata | amido de milho | araruta

Farinhas úmidas

Ricas em gordura, têm capacidade de manter umidade na massa. Devem ser usadas em pequenas quantidades para a receita não ficar pesada:

farinha de oleaginosas | farinha de frutas, vegetais e sementes | farinha de linhaça | farinha de chia | psyllium | farinha de soja

Farinha de arroz branco

Obtida com a moagem do arroz, muito utilizada por ser de fácil digestão e indicada para a alimentação de crianças e idosos. Por ter sabor neutro e textura suave, é essencial na maioria das receitas sem glúten, além de oferecer a estrutura necessária às receitas de pães, bolos e massas.

Farinha de arroz integral

Também obtida com a moagem dos grãos, tem textura mais granulada que a farinha de arroz branco. Rica em minerais, carboidratos, proteínas e fibras, tem boa quantidade de amido e deve ser utilizada com outras farinhas, pois absorve bastante água.

Farinha de amaranto

Ótima para massas de bolos e pães, tem alto teor de proteínas, cálcio, ferro e fibras. Por ter sabor mais terroso e levemente adocicado, deve ser utilizada com outras farinhas, mas não mais do que 20% do total de farinhas da receita.

Farinha de aveia

Rica em fibras e amido, traz estrutura, liga e maciez às massas por causa da avenina, proteína similar ao glúten, mas, se utilizada sozinha, ela pode deixar a massa pesada pois absorve muito líquido.

Farinha de grão-de-bico

Rica fonte de proteínas, contém também amido, vitaminas do complexo B, fibras e minerais. Pode deixar gosto residual dependendo da proporção utilizada na receita, por isso recomenda-se usar até 20% do total de farinhas da receita.

Farinha de sorgo

Parente da cana-de-açúcar, sua farinha é levemente texturizada, tem cor bege ou branca e sabor suave e adocicado. Deve ser utilizada misturada com outras farinhas sem glúten.

Farinha de quinoa

Feita da casca das sementes, que é amarga. Apesar do sabor acentuado, proporciona boa densidade às receitas. Combina com todos os tipos de massa, como bolos, cookies, pães e biscoitos, mas deve ser usada em pequenas quantidades e sempre misturada a outras farinhas.

Farinha de teff O teff é um cereal de origem africana, bem pequeno, que não passa por processamento ou refino para ser transformado em farinha. Traz liga e leveza às massas, mas não oferece estrutura, por isso deve ser utilizada em combinação com outras farinhas.

Farinha de lentilha e de feijão São ricas em proteínas e fibras e devem ser utilizadas em pequenas quantidades por terem sabor muito característico. São indicadas para receitas mais pesadas, como pães e massas.

Farinha de soja Tem sabor acastanhado, é rica em proteínas e fibras e também serve como espessante. Deve ser utilizada com cautela, pois é alergênica e pode causar sensibilidade.

Farinha de trigo-sarraceno O trigo-sarraceno é uma semente de casca dura, muito encontrado no Sul do Brasil. Não tem glúten, apesar de ter "trigo" no nome. A farinha tem um sabor único e é mais apreciada se combinada com farinhas mais leves. Traz estrutura, maciez e auxilia na umidade da massa.

Farinha de oleaginosas Obtida através da moagem de amêndoas, castanhas-do-pará, castanhas-de-caju, nozes ou amendoins. Não trazem estrutura, por isso devem sempre ser combinadas com outras farinhas no caso de bolos e pães.

Farinha de banana-verde Pode ser utilizada nas mais diversas receitas, em especial no preparo de massas, que ficam fofinhas e leves.

Farinha de coco Obtida do processamento do óleo de coco, além de saborosa, tem boa textura e aroma. Utilizada no preparo de tortas doces, bolos e farofas, mas sempre em pequena quantidade para não ressecar a massa.

Farinha de chia Proporciona liga e umidade às receitas de pão, bolos e massas em geral, mas deve ser usada em pequenas proporções para não pesar e dar gosto à massa.

Farinha de linhaça Em certas receitas, pode ser utilizada no lugar do ovo, pois, ao ser hidratada, se transforma em gel que traz liga, viscosidade e umidade às massas.

Psyllium São sementes que possuem efeito mucilaginoso e ajudam a melhorar a consistência e dar volume, estabilidade e elasticidade às massas. Por ter efeito laxativo, deve ser corresponder de 1% a 5% do peso total das farinhas.

Fubá Obtido a partir da moagem de grãos secos de milho. É uma farinha fina que pode ser utilizada sozinha em algumas receitas como pães e bolos.

Farinha de milho amarelo Obtida através do processo de torra do grão previamente macerado, socado e peneirado, apresenta-se em flocos, diferentemente do fubá. É muito grossa para bolos, mas é boa para biscoitos e pães. Utilize sempre associada a outras farinhas sem glúten.

Farinha de milho branco Tem baixo teor de gordura e sabor suave. Apresenta textura mais fina do que as outras farinhas de milho e é mais apropriada para o preparo de pães e bolos.

Amido de milho O amido de milho é derivado do milho. É rico em vitaminas, minerais e antioxidantes. Tem consistência gelatinosa e delicada, de sabor neutro, sendo, por isso, incluído em receitas de molhos, cremes e mingaus. É espessante e age como aglomerante, dando volume e leveza à massa, principalmente para bolos. Ele gera mais "corpo" que as féculas, principalmente para realização de cremes.

Polvilho azedo É um amido modificado por oxidação, que tem propriedade de expansão sem uso de fermento químico ou biológico. Indispensável no preparo de biscoitos de polvilho e pães de queijo. Por conta do sabor forte, é muito usado em receitas veganas para trazer gosto semelhante ao de queijo.

Polvilho doce (fécula de mandioca) Usado na culinária de forma semelhante ao amido de milho, pois ajuda a trazer leveza e flexibilidade para as massas. Muito usado para compor mix de farinhas usado no preparo de pães e biscoitos sem interferir no sabor.

Fécula de batata Tem sabor leve e neutro e dá leveza, maciez e flexibilidade às massas, agindo em conjunto com as farinhas de estrutura. Na panificação, funciona bem quando combinada com ovos.

Farinha preparada para massas

5 XÍCARAS

2 xícaras de farinha de arroz | 1 xícara de leite em pó | 1 xícara de fécula de batata | 1 xícara de creme de arroz | 2 colheres (sopa) rasas de goma xantana

- Misture todos os ingredientes e guarde em recipiente bem tampado, em temperatura ambiente.

Dica: Caso não possa consumir leite, use leite em pó sem lactose ou a mesma quantidade de leite de coco em pó ou por ½ xícara de amido de milho.

Farinha preparada para bolos 1

2 XÍCARAS

1 xícara de fécula de batata | 1 xícara de creme de arroz

- Misture todos os ingredientes e guarde em recipiente bem tampado, em temperatura ambiente.

Farinha preparada para bolos 2

3 XÍCARAS

2 xícaras de farinha de arroz |1 xícara de amido de milho | 2 colheres (sopa) de leite em pó | ½ colher (chá) de goma xantana

- Misture todos os ingredientes e guarde em recipiente bem tampado, em temperatura ambiente.

Dica: Caso não possa consumir leite, use leite em pó sem lactose ou a mesma quantidade de leite de coco em pó ou por ½ xícara de amido de milho.

Farinha para empanados 1

1½ XÍCARA

1 xícara de fubá | ½ xícara de farofa temperada pronta sem glúten

- Misture todos os ingredientes e use para empanar carnes, aves, peixes e legumes.

Farinha para empanados 2

1½ XÍCARA

1 xícara de farinha de milho em flocos triturada | ½ xícara de farinha de tapioca | 1 colher (sopa) de farofa temperada pronta

- Bata a farinha de milho em flocos no liquidificador até obter uma farinha bem fina. Passe por uma peneira e meça 1 xícara. Se faltar, repita o procedimento até obter a quantidade de farinha de milho necessária.
- Faça o mesmo com a tapioca e separe a quantidade pedida na receita.
- Misture todos os ingredientes e use para empanar carnes, aves, peixes e legumes.

Farinha preparada para pães

4 XÍCARAS

3 xícaras de farinha de arroz | 1 xícara de leite em pó | 2 colheres (sopa) de goma xantana

- Misture todos os ingredientes e guarde em recipiente bem tampado, em temperatura ambiente.

> **Dica:** Caso não possa consumir leite, use leite em pó sem lactose ou a mesma quantidade de leite de coco em pó ou por ½ xícara de amido de milho.

Receitas básicas

Reuni neste capítulo as receitas para começar sua jornada na culinária sem glúten. São receitas simples e muito práticas, ideais para você se acostumar com as texturas e os sabores que surgirão de cada preparação.

Tortas são muito versáteis, porque é possível recheá-las com praticamente todo tipo de ingrediente. No fim desta seção, dou algumas sugestões salgadas, mas não se limite a elas; explore suas próprias combinações, sem medo de ousar! Apresento também versões um pouco diferentes, que levam legumes na massa, o que acrescenta ainda mais sabor.

Para que suas tortas fiquem como as da sua avó ou as da sua mãe – ou para que seus filhos peçam bis nos almoços de domingo –, separei algumas dicas preciosas.

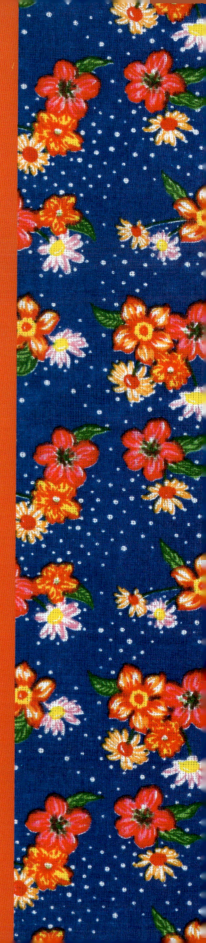

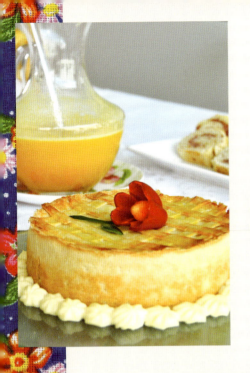
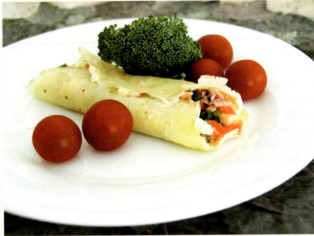

- Para acertar o tamanho da massa, abra com o rolo entre dois pedaços de plástico grosso, deixando-a uns 5 cm maior que o tamanho da fôrma. Se precisar emendar, use um pedaço de massa umedecida.
- Para que a parte de baixo da torta não amoleça, passe clara ligeiramente batida na base antes de colocar o recheio.
- Sempre pincele gema ligeiramente batida com um fio de óleo em cima da massa antes de assar. Assim sua torta ficará brilhante e dourada.
- Para deixar sua massa feita no liquidificador mais cremosa, adicione meia caixinha de creme de leite ou meio copo de requeijão cremoso.
- Sempre que utilizar queijo no recheio, tome cuidado com o sal, porque o queijo já é naturalmente salgado.
- Se você tem alergia à proteína do leite ou intolerância à lactose, substitua o líquido das receitas por leite vegetal, água ou suco de frutas. Quanto à manteiga, nos bolos, substitua por óleo vegetal ou de coco; nas massas, utilize gordura de coco ou de palma ou mesmo óleo vegetal ou creme vegetal.

O capítulo de bolos está repleto de opções de recheios doces deliciosos, que podem ser servidos com as panquecas e o pão de ló que apresento aqui. Aproveite!

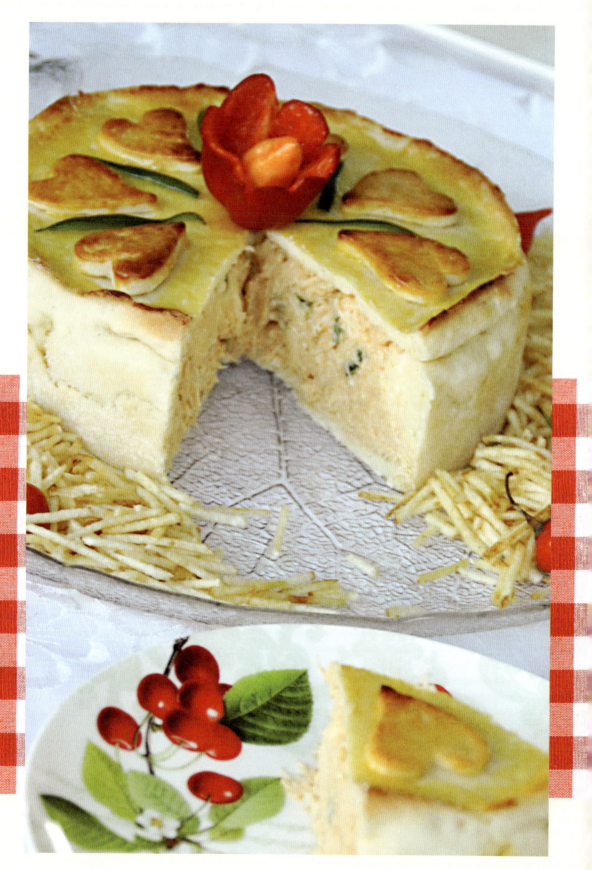

Massa para torta salgada

10 PORÇÕES   1 H 30

4 ovos
2 colheres (sopa) de fermento químico em pó
250 g de gordura de coco sem sabor, creme vegetal ou gordura de palma
2½ xícaras de farinha preparada para massas
1 colher (café) de sal

clara, gema e óleo para pincelar

- Coloque todos os ingredientes, menos a clara, a gema e o óleo, em uma tigela e misture bem com uma espátula ou com as mãos até obter uma massa lisa. Deixe descansar por 10 minutos.
- Preaqueça o forno a 250 °C. Forre o fundo de refratário com metade da massa; não é preciso untar. Recheie e cubra com a outra parte da massa. Pincele com um pouco de clara as emendas de massa para selar. Em uma tigelinha, bata ligeiramente a gema com um fio de óleo e pincele toda a parte de cima da torta.
- Asse por 30 minutos ou até dourar. Deixe a torta descansar por uns minutinhos antes de cortar, para que o recheio se acomode e não se esparrame muito no prato.

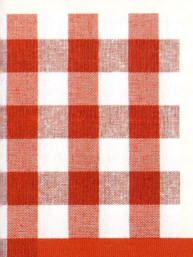

Dica: Meu recheio preferido para combinar com esta massa é o de frango caipira da página 41, mas você pode usar o de sua preferência. Use cortadores de formatos variados para fazer os enfeites e não se esqueça de pincelar bem com gema para ficar douradinha.

Receitas básicas

Falsas tortas

Para variar o sabor das conhecidas tortas de liquidificador, costumo misturar legumes cozidos à massa. Além de mais nutritivas, elas ficam mais leves.

Massa de ricota — 10 PORÇÕES — 1H

500 g de ricota amassada | 1 xícara de caldo de carne ou de legumes | 3 ovos
½ xícara de óleo de milho | 1 colher (sopa) de fermento químico em pó
3 colheres (sopa) de farinha preparada para massas (p. 24)

- Preaqueça o forno a 250 °C. Unte com óleo uma fôrma redonda de 23 cm de diâmetro e polvilhe com farinha de arroz.
- Para preparar a massa, reserve a farinha preparada e coloque os demais ingredientes em uma tigela grande. Misture bem. Acrescente a farinha preparada aos poucos, até a massa soltar da mão.
- Forre a fôrma com metade da massa, espalhe o recheio e cubra com o restante da massa. Polvilhe com queijo parmesão ralado e orégano a gosto.
- Asse em temperatura média até a torta dourar.

Massa de mandioca — 12 PORÇÕES — 1H

250 g de mandioca cozida, escorrida e espremida | 1 ovo | 2 colheres (sopa) de margarina light | 1 copo de iogurte natural desnatado | ½ colher (chá) de sal
1 colher (chá) de fermento químico em pó | 2 xícaras de farinha preparada para massas (p. 24) | clara e gema para pincelar

- Preaqueça o forno a 250 °C. Unte com óleo uma fôrma de 20 x 30 cm e polvilhe com farinha de arroz.
- Amasse a mandioca com a ajuda de um espremedor de batatas. Misture o ovo, a margarina, o iogurte, o sal e o fermento. Adicione a farinha preparada aos poucos até a massa desgrudar da mão.
- Abra a massa entre dois pedaços de plástico grosso. Forre o fundo e a lateral da fôrma e espalhe o recheio. Bata ligeiramente a clara e pincele as bordas da torta. Cubra com o restante da massa, fechando bem.
- Pincele com a gema ligeiramente batida e asse por 40 minutos ou até dourar.

Massa de batata 10 PORÇÕES 1H

600 g de batatas cozidas, escorridas e amassadas | 12 colheres (sopa) de farinha preparada para massas (p. 24) | 8 colheres (sopa) de manteiga 2 colheres (chá) de fermento químico em pó | 1 colher (chá) de sal | sal a gosto | 3 ovos

- Preaqueça o forno a 220 °C. Unte uma fôrma refratária com manteiga e polvilhe com farinha de arroz.
- Coloque com a batata amassada ainda morna em uma tigela e junte os demais ingredientes. Misture bem até obter uma massa homogênea.
- Espalhe metade da massa de batata no fundo da fôrma e, a seguir, coloque o recheio por cima. Cubra com o restante da massa de batata. Se quiser, polvilhe com queijo parmesão ou meia cura ralado, ou ervas como salsinha ou orégano, ou ainda gergelim.
- Asse por 40 minutos ou até dourar.

Massa de cenoura 10 PORÇÕES 1H

2 ovos | ½ xícara de óleo | 2 cenouras grosseiramente picadas | 2 xícaras de leite desnatado | 1 colher (chá) de sal | uma pitada de açúcar | 2 xícaras de farinha preparada para bolos 1 (p. 24) | 1 colher (sopa) de fermento químico em pó

- Preaqueça o forno a 220 °C. Unte uma fôrma redonda de 23 cm de diâmetro e polvilhe com farinha de arroz.
- Para fazer a massa, coloque os ovos e o óleo no liquidificador e bata até obter uma mistura espumante. Acrescente a cenoura picada, o leite, o sal e o açúcar. Bata novamente até obter uma mistura homogênea. Acrescente a farinha preparada aos poucos. Junte o fermento e bata mais uma vez, usando o botão pulsar apenas o suficiente para misturar.
- Despeje metade da massa na fôrma, espalhe o recheio e despeje o restante da massa. Se quiser, espalhe pedacinhos de queijo por cima ou polvilhe com ervas desidratadas, como salsinha, cebolinha ou orégano.
- Asse por 40 minutos, até a torta crescer e dourar. Sirva em seguida.

Quiches

Escolha um dos recheios das páginas 40-43, monte uma boa salada e pronto: está pronto um jantar leve para os dias de semana. Em uma festa, sirva versões míni com coquetéis e drinques e prepare-se para os elogios!

Massa tradicional   10 PORÇÕES   1H

1½ xícara de farinha preparada para empadas (p. 19) | ½ xícara de manteiga gelada em cubinhos | 1 ovo gelado | 1 colher (sopa) sal | 3 colheres (sopa) de água bem gelada

- Preaqueça o forno a 200 °C e separe uma fôrma para quiche de 29 cm de diâmetro.
- Em uma tigela, misture a farinha e a manteiga até obter uma farofa.
- Junte o ovo, o sal e a água e misture até obter uma massa homogênea.
- Com um rolo, abra a massa entre dois plásticos grossos e forre a fôrma. Faça furinhos na massa para tirar o ar e asse por 30 minutos. Espere esfriar para colocar o recheio.

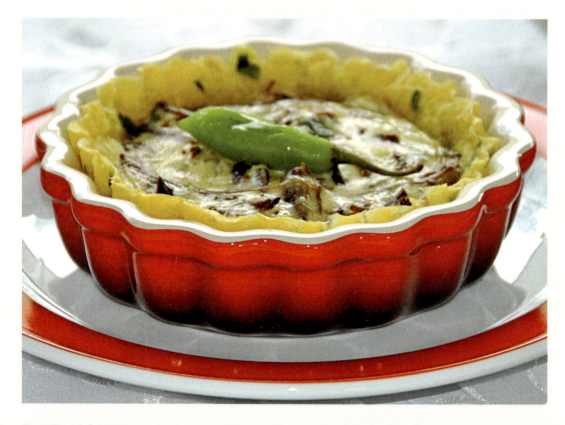

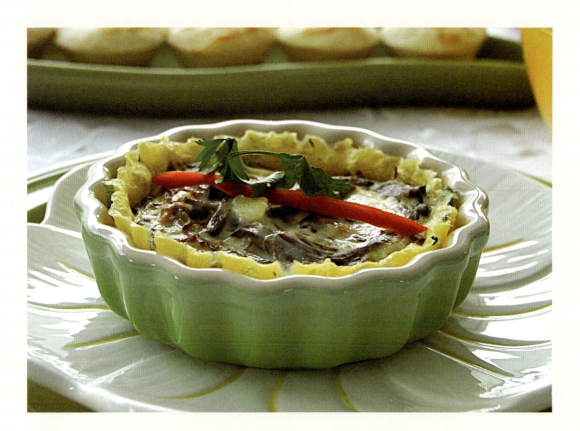

Massa de inhame 12 PORÇÕES 1H

300 g de inhame cozido, escorrido e espremido | 1½ colher (sopa) de manteiga | 1 ovo | 1½ colher (sopa) de sal | 2 xícaras de farinha preparada para massas (p. 24)

- Preaqueça o forno a 200 °C e separe uma fôrma para quiche de 27 cm de diâmetro.
- Em uma tigela, misture o inhame, a manteiga, o ovo e o sal. Acrescente a farinha preparada aos poucos e trabalhe até a massa desgrudar da mão. Faça uma bola, cubra com filme de PVC e reserve na geladeira por, pelo menos, 30 minutos.
- Abra a massa e forre o fundo e a lateral da fôrma. Apare as beiradas e fure o fundo da massa com um garfo. Cubra a massa com papel-alumínio de forma a ter total aderência.
- Asse por 15 minutos, o suficiente para a massa firmar e formar a base da quiche. Deixe esfriar e recheie. Leve ao forno novamente, apenas para aquecer o recheio.
- Retire do forno e deixe amornar antes de cortar para que o recheio assente e não se espalhe pelo prato de servir.

Pão de ló salgado de fubá

10 FATIAS   **1H**

6 ovos, claras e gemas separadas
¾ de xícara de leite
1 xícara de farinha preparada
para bolos tipo 1 (p. 24)
½ xícara de fubá peneirado
1 colher (sopa) de fermento
químico em pó
sal a gosto

manteiga para untar

- Preaqueça o forno a 250 °C. Forre uma assadeira de 25 x 35 cm com papel-manteiga e unte o papel com manteiga.
- Bata as claras em neve na batedeira. Sem parar de bater, adicione as gemas, uma a uma. Diminua a velocidade e, aos poucos, despeje o leite. Desligue a batedeira, junte a farinha preparada e o fubá e bata mais um pouco. Acrescente o fermento e o sal e misture com uma espátula. Despeje a massa na assadeira.
- Asse a 200 °C por cerca de 20 minutos ou até dourar.
- Retire do forno e desenforme a massa ainda quente sobre um pano úmido. Espalhe o recheio de sua preferência e enrole o rocambole com a ajuda do pano úmido. Sirva acompanhado, por exemplo, de uma salada de folhas.

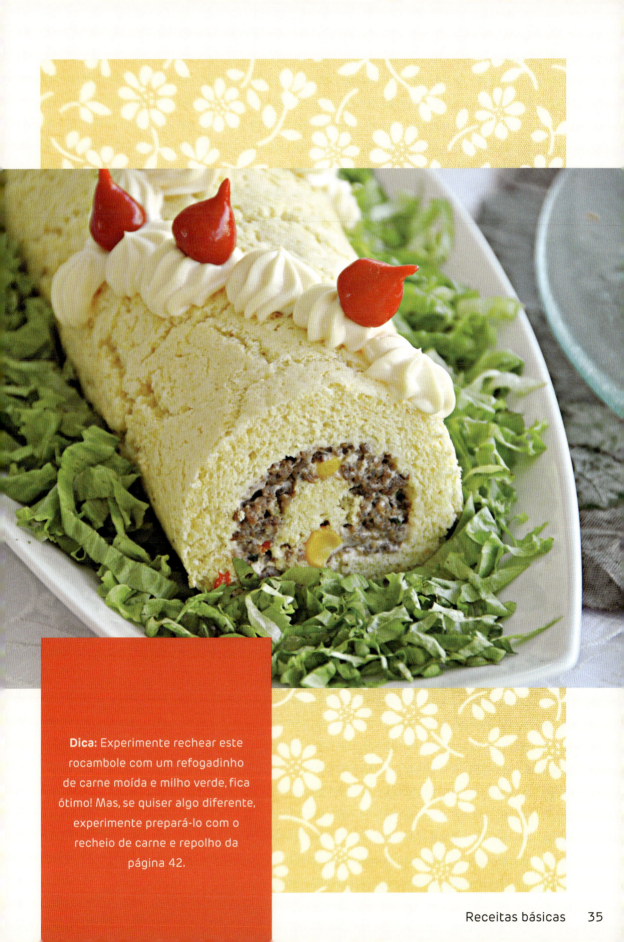

Dica: Experimente rechear este rocambole com um refogadinho de carne moída e milho verde, fica ótimo! Mas, se quiser algo diferente, experimente prepará-lo com o recheio de carne e repolho da página 42.

Receitas básicas   35

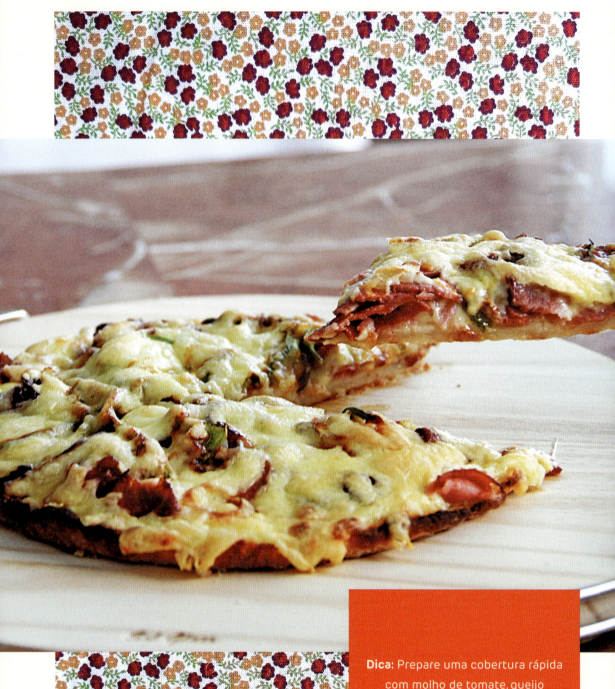

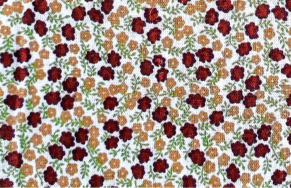

Dica: Prepare uma cobertura rápida com molho de tomate, queijo mozarela ralado e folhinhas de manjericão. Outras opções bastante populares são linguiça calabresa fatiada com cebola em rodelas; atum com cebolas e azeitonas verdes; presunto ralado com champignon e requeijão cremoso... Use a imaginação!

Massa para pizza

10 DISCOS MÉDIOS   1H

1¼ xícara de água morna
½ xícara de óleo
¼ de xícara de açúcar
½ colher (sopa) de sal
2 colheres (sopa) de fermento
biológico seco instantâneo
4 xícaras de farinha preparada
para pães (p. 25)

- Coloque a água, o óleo, o açúcar, o sal e o fermento no liquidificador e bata até obter uma mistura homogênea.
- Despeje essa mistura em uma tigela e vá juntando a farinha preparada aos poucos, amassando sempre, até a massa se soltar da mão. Lembre que a massa não deve ficar seca.
- Divida a massa em duas partes e sove separadamente sobre a superfície de trabalho até ficar macia. Transfira para uma tigela e cubra com filme de PVC. Deixe crescer em ambiente livre de correntes de ar.
- Preaqueça o forno a 280 ºC. Divida a massa em quatro partes. Coloque uma por vez entre dois pedaços de plástico grosso e abra com um rolo. Se preferir, divida a massa em mais partes e faça minipizzas.
- Cubra os discos de massa com o recheio de sua preferência, mas tome sempre o cuidado de colocar molho de tomate primeiro, para a massa não ressecar, e depois os demais ingredientes.
- Asse por 10 minutos ou até as bordas ficarem douradas e o queijo da cobertura (se estiver usando) estiver derretido.

Receitas básicas

Panqueca

12 UNIDADES   40 MIN

1 xícara de leite
2 ovos
4 colheres (sopa) bem cheias de
farinha preparada para
bolos 1 (p. 25)
1 colher (sopa) de queijo
parmesão ralado
uma pitada de sal

- Coloque todos os ingredientes no liquidificador e bata até obter uma massa lisa e homogênea.
- Aqueça uma frigideira antiaderente pequena ou uma panquequeira em fogo médio e despeje uma concha de massa no meio. Segurando o cabo da frigideira, gire o pulso de forma que a massa se espalhe no fundo e forme uma fina camada. Cozinhe por alguns minutos, até que o fundo esteja dourado. Vire com a ajuda de uma espátula ou de um prato e deixe dourar do outro lado. Retire da frigideira, coloque em um prato e cubra com um pano limpo e seco, para manter aquecido e não ressecar. Repita o procedimento até acabar a massa.
- Para obter uma massa mais leve, troque o leite por água mineral e dispense o queijo ralado. Preparadas com esta massa, as panquecas podem receber recheios frios e até serem utilizadas como tortilhas para montar wraps e tacos.

Dica: A maneira tradicional de servir panquecas é recheá-las, enrolá-las uma a uma e servi-las com o molho de sua preferência. Se quiser inovar e servir uma entrada diferente, use-as abertas para montar uma torre fria, como na foto ao lado. Sobre cada panqueca, espalhe recheios diversos, como frango desfiado, presunto picado, alface e tomate e requeijão. Cubra tudo com maionese e sirva com salada verde.

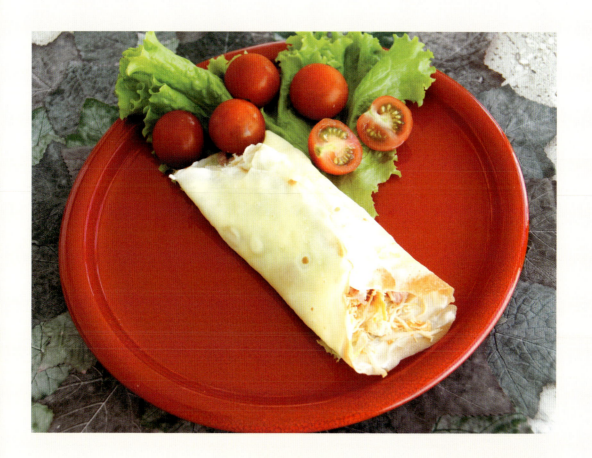

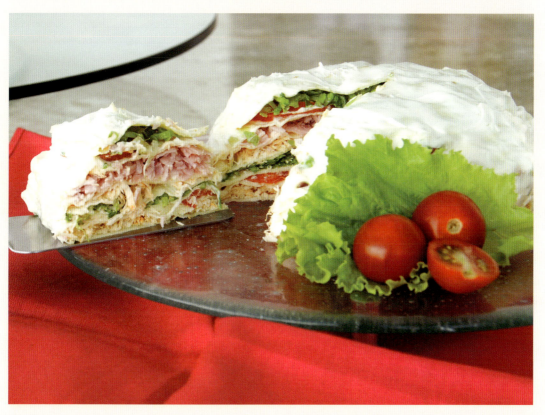

Receitas básicas 39

Recheios salgados

Separei aqui algumas sugestões de recheios que combinam maravilhosamente com as massas das páginas anteriores, mas não se acanhe e crie as suas próprias opções.

Lombo e couve   2 XÍCARAS   40 MIN

500 g de lombo suíno cortado em cubos pequenos | 2 colheres (sopa) de vinho branco | sal e pimenta-do-reino moída na hora a gosto | 2 colheres (sopa) de azeite | 1 colher (sopa) de manteiga | 2 dentes de alho picados
2 xícaras de couve picada | ¼ de pimentão vermelho cortado em cubinhos
¼ de pimentão amarelo cortado em cubinhos | ¼ de xícara de molho de tomate

- Tempere o lombo de véspera com o vinho branco, o sal e a pimenta.
- Em uma frigideira, aqueça metade do azeite e doure os cubos de lombo. Reserve.
- Na mesma frigideira, aqueça o restante do azeite e a manteiga. Doure o alho, tomando cuidado para não queimar e amargar. Junte a couve e refogue por alguns minutos. Acrescente os pimentões, o molho de tomate e os cubos de lombo reservados. Refogue por mais 1 minuto e acerte o sal, antes de desligar o fogo.
- Deixe esfriar antes de usar para rechear tortas e panquecas ou servir sobre um prato de nhoque.

Camarão   2 XÍCARAS   30 MIN

2 colheres (sopa) de azeite | 2 colheres (sopa) de cebola picada | 1 dente de alho picado | 300 g de camarão pequeno e limpo | ½ xícara de tomate picado sem sementes | ½ xícara de azeitonas pretas cortadas em rodelas
4 colheres (sopa) de vinho branco | 3 colheres (sopa) de amido de milho
1 xícara de leite morno | sal e pimenta-do-reino moída na hora a gosto
2 colheres (sopa) de coentro picado

- Em uma panela grande, aqueça o azeite e refogue a cebola e o alho por alguns minutos, sem deixar queimar. Junte o camarão, o tomate, as azeitonas e o vinho e refogue por 5 minutos.
- Polvilhe com o amido de milho e despeje o leite aos poucos, para não empelotar. Mexa até engrossar. Tempere com sal e pimenta. Acrescente o coentro e desligue o fogo. Deixe esfriar completamente antes de usar.
- Este preparo é ideal para rechear panquecas e crepes, além de pastéis assados.

Receitas básicas

Frango caipira 3 XÍCARAS 30 MIN

1 colher (sopa) de amido de milho | 1 xícara de leite desnatado morno | 1 lata de milho escorrido | 2 colheres (sopa) de óleo | 2 colheres (sopa) de cebola picada 500 g de peito de frango cozido e desfiado | 1 vidro pequeno de palmito escorrido e picado | sal e pimenta-do-reino moída na hora a gosto | ½ xícara de salsinha e cebolinha picadinhas

- Dilua o amido de milho no leite morno e despeje no copo do liquidificador. Acrescente o milho e bata até obter uma mistura levemente granulada. Reserve.
- Em uma panela de fundo grosso, aqueça o óleo em fogo médio e refogue a cebola até murchar. Junte o frango desfiado e refogue por mais alguns minutos.
- Despeje a mistura de milho e leite sobre o frango e reduza o fogo. Cozinhe por 5 minutos, mexendo sempre, até engrossar.
- Junte o palmito e misture delicadamente. Tempere com sal e pimenta-do-reino. Acrescente a salsinha e a cebolinha por último, para que não percam a cor e o frescor. Espere o recheio esfriar antes de usar em tortas, quiches e panquecas.
- Esta receita também pode ser preparada com sobras de frango assado. Nesse caso, não refogue muito o frango antes de juntar o leite para a carne não ressecar.
- Se quiser, substitua o palmito por ervilhas frescas congeladas, fáceis de encontrar em qualquer supermercado e um verdadeiro coringa na cozinha. Você pode adicioná-las ao preparo, mesmo sem descongelar, no momento em que despejar a mistura de milho e leite.

Palmito com iogurte 2 XÍCARAS 30 MIN

2 colheres (sopa) de azeite | 3 colheres (sopa) de cebola ralada ou picada ½ xícara de tomate picado sem sementes | 2 vidros de palmito escorrido e picado | ½ xícara de azeitonas verdes picadas | 3 colheres (sopa) de amido de milho | 1 xícara de leite morno | 1 pote de iogurte natural sem soro | sal e pimenta-do-reino moída na hora a gosto | 2 colheres (sopa) de salsinha picada

- Em uma panela grande, aqueça o azeite e refogue a cebola em fogo baixo, até ficar transparente. Acrescente o tomate, o palmito e as azeitonas picadas e refogue por 5 minutos.
- Enquanto isso, dissolva o amido de milho no leite e acrescente o iogurte. Junte ao refogado, sem parar de mexer, até engrossar um pouco. Tempere com sal e pimenta e adicione a salsa.
- Deixe esfriar antes de usar. Prefira combinar este recheio com massas do tipo pastelão.

Receitas básicas 41

Abobrinha com nozes e alecrim

2 XÍCARAS   30 MIN

1 colher (sopa) de óleo | 2 colheres (sopa) de cebola picada | 2 abobrinhas brasileiras pequenas com casca raladas em ralo grosso | ¼ de xícara de leite desnatado | ¼ de xícara de creme de leite light | uma pitada de noz-moscada ralada na hora | ½ xícara de queijo parmesão ralado | sal e pimenta-do-reino moída a gosto | 1 colher (sopa) de alecrim fresco picado ½ xícara de nozes picadas

- Em uma panela de fundo grosso, aqueça o óleo em fogo médio e refogue a cebola até murchar. Junte a abobrinha ralada e refogue por mais alguns minutos.
- Adicione o leite, o creme de leite e a noz-moscada. Cozinhe por 5 minutos até engrossar.
- Acrescente o queijo ralado. Tempere com sal e pimenta-do-reino com cuidado, porque o queijo já é salgado. Desligue o fogo e junte o alecrim e as nozes.
- Espere esfriar antes de usar em tortas e panquecas. Caso vá usar em uma quiche, reserve metade do queijo ralado para polvilhar por cima antes de gratinar.
- Para variar a apresentação, em vez de ralar a abobrinha, corte-a em rodelas bem finas ou em fitas, neste caso usando um descascador de legumes. Principalmente nas quiches, o queijo parmesão pode ser substituído por queijo de cabra esfarelado.

Carne moída com repolho

3 XÍCARAS   40 MIN

3 colheres (sopa) de óleo | 1 cebola média picada | 3 dentes de alho amassados | 500 g de carne moída | 2 tomates sem pele e sem sementes picados | ½ xícara de azeitonas verdes picadas | 2 xícaras de repolho picadinho | sal e pimenta-do-reino moída na hora a gosto | ½ xícara de salsinha e cebolinha picadinhas

- Em uma panela com fundo grosso, aqueça o óleo e junte a cebola. Refogue em fogo médio por alguns minutos até a cebola murchar e ficar quase transparente. Então adicione o alho e refogue mais um pouco, apenas o suficiente para dourar o alho, porque senão ele amarga.
- Junte a carne moída, misture bem e cozinhe no próprio suco. Assim que secar, coloque o tomate, as azeitonas e o repolho e cozinhe mais um pouco, até o repolho murchar.
- Tempere com sal e pimenta-do-reino e, por fim, adicione a salsinha e a cebolinha.

Deixe esfriar antes de usar em tortas, panquecas ou até mesmo em pastéis.

- Este recheio de carne moída também fica ótimo ao substituir o repolho por um ovo cozido e meia xícara de pimentão vermelho, tudo bem picadinho.

Escarola e sardinha   2 XÍCARAS   30 MIN

2 colheres (sopa) de manteiga | 2 colheres (sopa) de cebola ralada
2 colheres (sopa) de amido de milho | 1 xícara de leite morno | 1 maço de escarola refogada | 1 lata de sardinha em óleo escorrida e limpa | 3 colheres (sopa) de queijo parmesão ralado | sal e pimenta-do-reino moída na hora a gosto

- Em uma panela média, derreta a manteiga em fogo baixo, tomando o cuidado de não deixar queimar e amargar. Refogue a cebola e acrescente o amido de milho, mexendo sempre com um batedor de arame (fouet). Despeje o leite morno aos poucos, batendo vigorosamente para não empelotar. Cozinhe por alguns minutos até encorpar. Desligue o fogo.
- Junte a escarola e a sardinha e misture delicadamente com uma espátula. Acrescente o queijo ralado. Tempere com sal e pimenta-do-reino.
- Espere esfriar antes de usar. Fica ótimo em crepes e panquecas, bem como recheio de quiches. Neste caso, polvilhe queijo parmesão ralado antes de levar ao forno. Para um sabor mais forte, substitua a sardinha por anchovas em conserva e acrescente azeitonas pretas picadas

Milho verde cremoso   3 XÍCARAS   30 MIN

2 colheres (sopa) de azeite | 3 colheres (sopa) de cebola picada ou ralada
1 dente de alho picado | 3 latas de milho verde escorrido | 1 lata de creme de leite | 2 colheres (sopa) de amido de milho | 4 colheres (sopa) de leite morno sal e pimenta-do-reino moída a gosto | ¼ de xícara de salsinha fresca picada

- Em uma panela média, aqueça o azeite. Refogue a cebola e o alho em fogo baixo (para não queimar e amargar) por alguns minutos. Junte o milho verde e mexa para o refogado envolver todos os grãos. Desligue o fogo e deixe amornar.
- Transfira metade do milho para o liquidificador e bata até obter uma mistura granulada.
- Coloque de volta na panela com restante do milho. Acrescente o creme de leite e o amido de milho dissolvido no leite morno. Leve ao fogo médio, mexendo sem parar, até encorpar. Tempere com sal e pimenta. Desligue o fogo, adicione a salsinha e deixe esfriar antes de usar.
- Você pode acrescentar pedacinhos de queijo minas ao recheio para dar um toque especial.

Receitas básicas   43

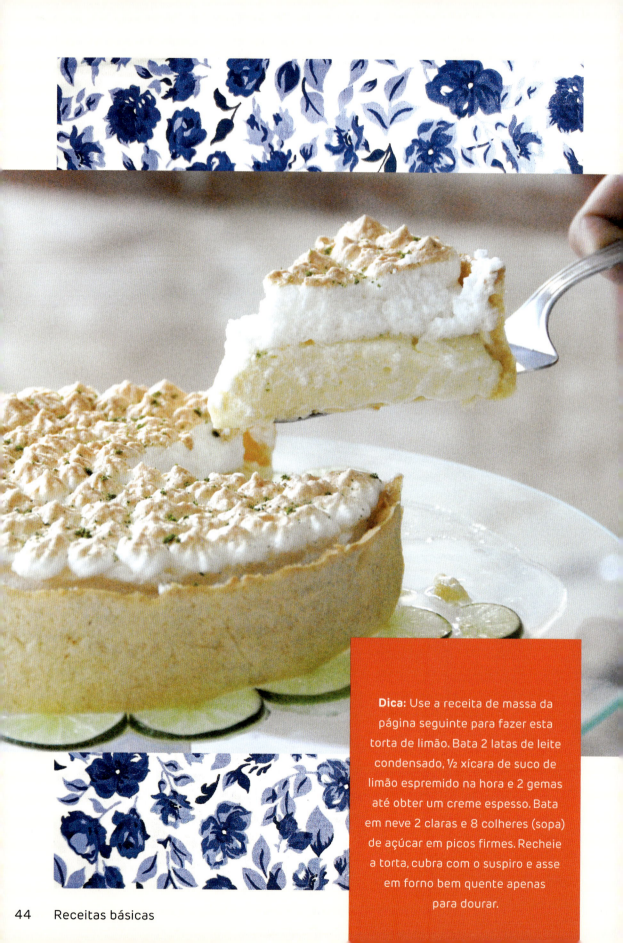

Dica: Use a receita de massa da página seguinte para fazer esta torta de limão. Bata 2 latas de leite condensado, ½ xícara de suco de limão espremido na hora e 2 gemas até obter um creme espesso. Bata em neve 2 claras e 8 colheres (sopa) de açúcar em picos firmes. Recheie a torta, cubra com o suspiro e asse em forno bem quente apenas para dourar.

Massa para torta doce

10 FATIAS   1H

4 colheres (sopa) de açúcar
4 colheres (sopa) de manteiga
amolecida
2 gemas
4 colheres (sopa) de leite
uma pitada de sal
1 colher (café) de fermento
químico em pó
12 colheres (sopa) de farinha
preparada para empadas
e massas amanteigadas (p. 19)

- Preaqueça o forno a 200 ºC. Unte fôrmas individuais com 10 cm de diâmetro e polvilhe com farinha de arroz.
- Prepare a massa. Coloque todos os ingredientes em uma tigela e misture até desgrudar da mão; caso seja necessário, acrescente um pouco mais de farinha até obter uma massa lisa.
- Separe porções pequenas de massa e coloque nas forminhas ou em uma fôrma de fundo removível. Abra a massa com os dedos formando a base e as bordas.
- Asse por 20 minutos ou até a massa ficar levemente corada. Retire do forno e deixe esfriar.

Pão de ló

12 UNIDADES   40 MIN

4 ovos, gemas e claras
separadas
2 xícaras de açúcar
1 colher (sopa) de manteiga
2 xícaras de farinha preparada
para bolos 1 (p. 24)
½ colher (chá) de fermento
químico em pó

- Preaqueça o forno a 200 ºC. Unte uma fôrma retangular com 25 x 35 cm e forre com papel-manteiga.
- Bata as claras em neve e reserve.
- Bata as gemas, o açúcar e a manteiga até obter uma mistura fofa e espumante. Acrescente a farinha preparada aos poucos, batendo bem a cada adição. Com a ajuda de uma espátula, misture delicadamente o fermento e, a seguir, as claras em neve.
- Asse por 30 minutos até dourar. Desenforme ainda quente sobre um pano de prato levemente umedecido.

Dica: O pão de ló pode ser usado como base para bolos recheados ou para montar rocamboles. Neste caso, coloque o recheio ao longo do lado mais comprido do pão de ló e enrole com cuidado para não quebrar. Uma opção bem fácil (e muito gostosa!) é rechear com leite condensado cozido na panela de pressão por 20 minutos (contados a partir do momento em que a panela começar a chiar).

Panqueca doce

12 UNIDADES   40 MIN

1 xícara de leite
1 ovo
¼ de xícara de óleo
¾ de xícara de farinha
preparada para bolos 1 (p. 24)
½ colher (chá) de fermento
químico em pó
1 colher (sopa) de açúcar

- Coloque todos os ingredientes no liquidificador, primeiro os líquidos e depois os secos. Bata até obter uma mistura lisa e homogênea.
- Para preparar as panquecas, coloque uma gota de óleo em uma frigideira antiaderente ou em uma panquequeira e despeje uma concha de massa no centro. Gire a frigideira lentamente e com cuidado, de modo que a massa cubra todo o fundo.
- Cozinhe por alguns minutos. Com uma espátula, verifique se embaixo já está dourado. Se estiver, vire com cuidado para dourar o outro lado e transfira para uma travessa.
- Repita o procedimento até terminar a massa, sempre pingando uma gotinha de óleo antes de fazer mais panquecas.

Dica: Se quiser variar o sabor, acrescente ⅓ de xícara de chocolate em pó à massa.

Receitas básicas

Pães salgados e doces

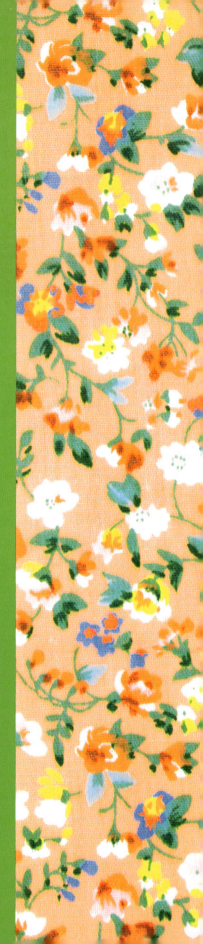

Fazer pães é a parte mais difícil da culinária sem glúten. É a que requer mais adaptações, porque o glúten é o responsável por deixar a massa elástica e, consequentemente, macia. Pães, sejam doces ou salgados, sem glúten tendem a esfarelar ou ficar pesados, e ninguém gosta disso, não é?

Então, o meu grande desafio ao cozinhar sem glúten sempre foram os pães. Além de fazer experiências para buscar um bom resultado na textura, queria um pão com gosto e aroma de pão. Tentei vários substitutos para o glúten, como gelatina, psyllium, goma guar e outras fibras naturais, até testar a goma xantana. Com esse ingrediente, consegui a maciez e a elasticidade tão desejadas nas massas que preparava. O passo seguinte foi dosar a quantidade necessária no preparo de cada receita e pronto! Descobri que usar até 5% de psyllium ou farinha de linhaça, em relação ao total de farinhas da receita, deixa a macia mais macia. Os pães ficaram fofinhos como vocês vão poder comprovar.

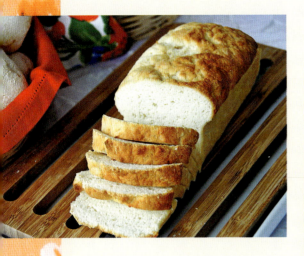
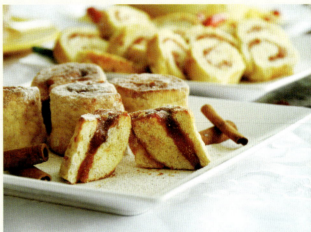

Durante o desenvolvimento deste livro, reuni algumas dicas:

- A quantidade de farinha vai depender do tamanho dos ovos usados, da temperatura e da umidade do ar no dia em que a massa for preparada. Acrescente a farinha preparada aos poucos, até a massa desgrudar da mão, tomando o cuidado de deixar a massa mais pegajosa do que seca. Depois de parar de manusear a massa, ela vai ficar no ponto.
- No caso do pão de fôrma e pão australiano, a quantidade de água pode variar. Deve-se observar o ponto da massa, que deve ser cremosa e grossa.
- Quando a receita pedir água ou leite morno, esses líquidos devem estar mais para frios do que para quentes. A temperatura muito alta compromete o fermento e a massa não cresce.
- Caso você não tenha uma batedeira para massas, comece sempre misturando os ingredientes líquidos em uma tigela ou batendo no liquidificador. A seguir, despeje em uma tigela grande e junte a farinha preparada aos poucos. Quando a receita pedir, sove a massa sobre uma superfície dura.
- A massa sem glúten não tem necessidade de ficar muito tempo descansando e crescendo. Normalmente isso é necessário para que o glúten se desenvolva. Assim, no caso das receitas deste livro, entre 10 e 15 minutos é suficiente. Escolha um lugar que não receba vento; dentro do forno ou do micro-ondas é ótimo.
- Não asse pães em forno alto, pois ao saírem do forno eles poderão murchar.

Pães salgados e doces

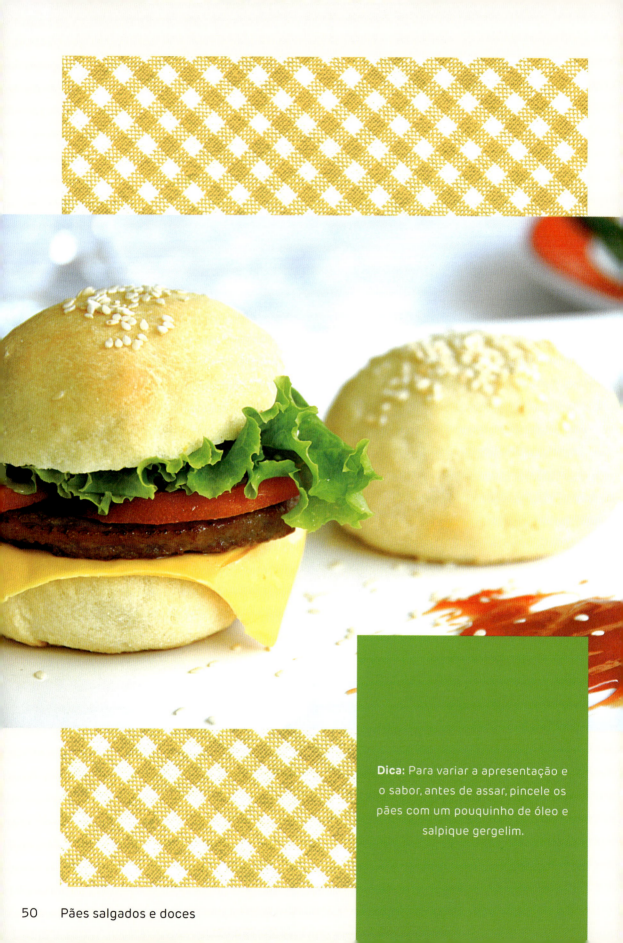

Dica: Para variar a apresentação e o sabor, antes de assar, pincele os pães com um pouquinho de óleo e salpique gergelim.

50   Pães salgados e doces

Pão de hambúrguer

12 UNIDADES   1 H 30

1 colher (sopa) de manteiga
2 colheres (sopa) de gordura
vegetal hidrogenada
2 colheres (sopa) de açúcar
1 colher (chá) de sal
3 colheres (sopa) de fermento
biológico seco instantâneo
2 xícaras de água morna
3 xícaras de farinha preparada
para massas (p. 24)

gema e óleo para pincelar

- Coloque a manteiga, a gordura vegetal, o açúcar, o sal e o fermento no liquidificador e comece a bater. Em seguida, com o liquidificador funcionando, despeje a água morna aos poucos até obter uma mistura homogênea e ligeiramente granulada.
- Despeje a mistura em uma tigela e vá juntando a farinha preparada aos poucos, misturando com as mãos até a massa adquirir uma consistência levemente pegajosa, mas desgrudando da mão.
- Unte as mãos com óleo e modele os pães no tamanho desejado e deixe crescer por 15 minutos.
- Preaqueça o forno a 200 ºC por 15 minutos. Pincele os pães com gema batida ou com um pouquinho de óleo. Leve os pães para assar por 40 minutos ou até dourar.

Pãezinhos de cebola

12 UNIDADES   1 H 20

4 ovos
½ xícara de óleo de milho
2 xícaras de leite
desnatado morno
2 cebolas médias cortadas
em quartos
1 colher (chá) de sal
2 colheres (sopa) de açúcar
3 colheres (sopa) de fermento
biológico seco instantâneo
3 xícaras cheias de farinha
preparada para pães (p. 25)

gema, uma pitada de açúcar e
um fio de óleo para pincelar

- Unte a maior assadeira que couber no seu forno com manteiga e polvilhe com farinha de arroz.
- Bata os ovos no liquidificador. Acrescente o óleo, o leite, a cebola, o sal e o açúcar. Bata até obter uma mistura homogênea. Junte o fermento e bata mais um pouco.
- Coloque a farinha em uma tigela grande e faça uma cova no meio. Despeje a mistura líquida e vá misturando a farinha do centro para fora, até a massa desgrudar da mão. A massa não deve ficar dura.
- Preaqueça o forno a 200 ºC.
- Modele os pães do tamanho desejado. Se necessário unte as mãos com um fio de óleo para facilitar o processo. Arrume os pães na assadeira, deixando uma distância de dois dedos entre cada um.
- Antes de levar ao forno, pincele com a gema ligeiramente batida com uma pitada de açúcar e um fio de óleo sobre os pães. Asse por 50 minutos ou até dourar.

Dica: Para estes pãezinhos de cebola ficarem ainda mais especiais, recheie-os com uma mistura de requeijão cremoso com frango desfiado ou linguiça, ou ainda, queijo e presunto picados e temperados com orégano. Fica uma delícia!

Pães salgados e doces

Pão de fôrma

1 UNIDADE   1 H

1½ xícara de água
1 envelope de fermento biológico seco instantâneo
3 colheres (sopa) de açúcar
1½ xícara de farinha preparada para pães (p. 25)
1¼ xícara de farinha de arroz
½ xícara de óleo
½ colher (chá) de sal
½ colher (chá) de melhorador de farinha

- Unte uma fôrma de bolo inglês de 22 x 11 cm e polvilhe com farinha de arroz.
- Em uma tigela, coloque ½ xícara de água, o fermento, o açúcar e 2 colheres (sopa) de farinha preparada. Misture e deixe crescer por uns 15 minutos, até formar uma esponja.
- Coloque na tigela da batedeira o restante da farinha preparada, a farinha de arroz, o restante da água, o óleo, o sal e o melhorador. Bata até obter uma massa cremosa e grossa. Transfira a massa para a fôrma e deixe crescer por 15 minutos.
- Preaqueça o forno a 200 °C por 10 minutos. Asse por 50 minutos ou até dourar.

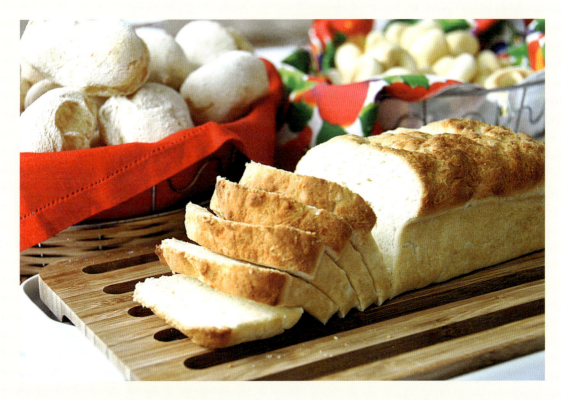

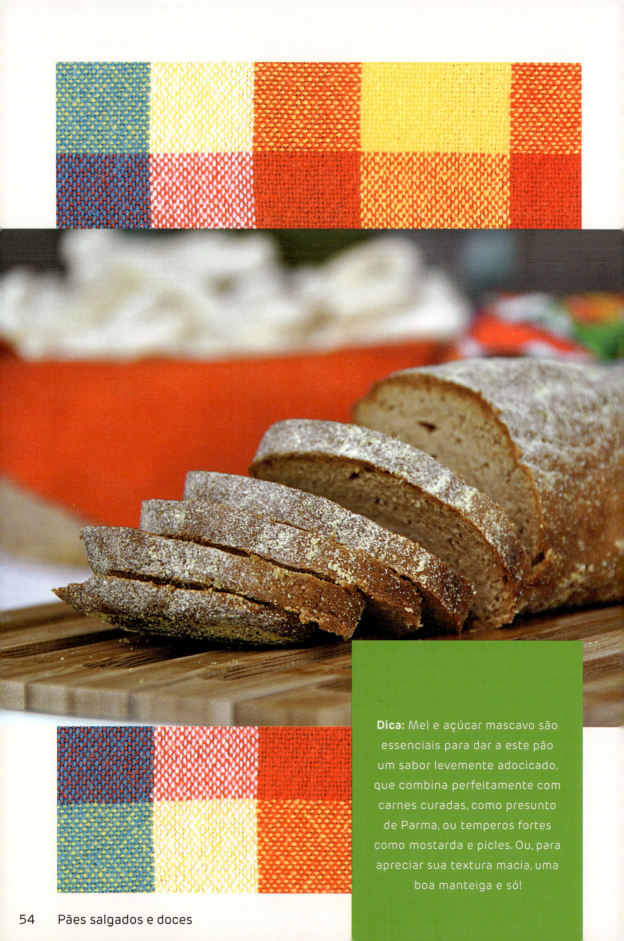

Dica: Mel e açúcar mascavo são essenciais para dar a este pão um sabor levemente adocicado, que combina perfeitamente com carnes curadas, como presunto de Parma, ou temperos fortes como mostarda e picles. Ou, para apreciar sua textura macia, uma boa manteiga e só!

Pães salgados e doces

Pão australiano

1 UNIDADE   1 H

1½ xícara de farinha preparada para pães (p. 25)
1½ xícara de água morna
1 envelope de fermento biológico seco instantâneo
2 colheres (sopa) de açúcar mascavo
1¼ xícara de farinha de arroz
1 colher (sopa) de chocolate em pó
1 colher (chá) rasa de sal
½ colher (chá) de melhorador de farinha
½ xícara de óleo
¼ de xícara de mel

- Unte uma fôrma de bolo inglês de 20 x 10 cm e polvilhe com fubá.
- Em uma tigela, coloque 2 colheres (sopa) de farinha preparada, 1 xícara de água, o fermento e o açúcar mascavo. Misture bem e deixe crescer durante 5 minutos ou até formar uma esponja.
- Coloque os demais ingredientes na batedeira e bata sem parar por 5 minutos. Acrescente a esponja e depois o restante da água aos poucos, até obter uma massa lisa e grossa.
- Transfira a massa para a fôrma. Deixe em local protegido do vento para crescer até dobrar de volume.
- Preaqueça o forno a 200 ºC por 10 minutos. Polvilhe o pão com fubá. Asse por 50 minutos ou até dourar.

Rosca de batata

12 UNIDADES   1 H 30

2 ovos, gemas e claras separadas
1 colher (sopa) de manteiga
1½ colher (sopa) de fermento
biológico seco instantâneo
½ colher de fermento
químico em pó
2 colheres (sopa) de queijo
parmesão ralado
¾ de xícara de leite morno
⅓ de xícara de óleo
1 xícara de açúcar
250 g de batata cozida
e amassada
2 xícaras de farinha preparada
para massas (p. 24)

gema para pincelar

- Bata as claras em neve até obter picos firmes. Junte as gemas, uma a uma, sem parar de bater, até obter uma mistura espumante. Acrescente o restante dos ingredientes, menos a farinha preparada e misture bem.
- Junte a farinha preparada aos poucos, misturando a cada adição, até a massa desgrudar da mão, porém ainda um pouco pegajosa.
- Modele os pãezinhos no tamanho desejado, ou faça roscas trançadas, e arrume-os em uma assadeira, deixando uma distância de dois dedos entre cada um. Deixe em lugar protegido para a massa crescer por 20 minutos.
- Preaqueça o forno a 200 °C por 15 minutos.
- Pincele cada pãozinho com uma gema ligeiramente batida e leve ao forno. Asse por 50 minutos ou até dourar.

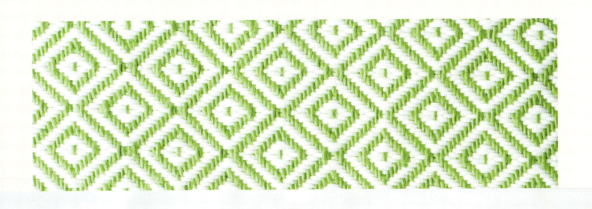
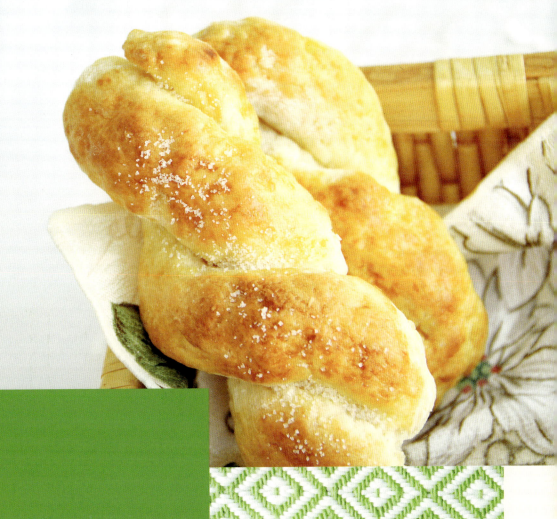

Dica: Para dar um toque especial, experimente polvilhar com gergelim branco ou preto depois de pincelar com a gema.

Pães salgados e doces

Pãozinho delícia

20 UNIDADES 1 H

MASSA

2 xícaras de água morna
1 colher (sopa) de manteiga
2 colheres (sopa) de gordura vegetal hidrogenada
2 colheres (sopa) de açúcar
3 colheres (sopa) de fermento biológico seco instantâneo
½ colher (chá) rasa de sal
3 xícaras de farinha preparada para massas (p. 24)

RECHEIO

1 xícara de queijo provolone ralado
3 batatas cozidas e passadas pelo espremedor
1 colher (sopa) de manteiga
1 ovo
1 xícara de queijo minas ralado
uma pitada de noz-moscada ralada na hora
1 xícara de presunto picado
1 colher (sopa) de salsinha picada

gema para pincelar
orégano para salpicar

- Unte a maior assadeira que caiba no seu forno com manteiga e polvilhe com farinha de arroz.
- Misture todos os ingredientes do recheio e reserve.
- Coloque no liquidificador a água, a manteiga, a gordura hidrogenada, o açúcar e o fermento e bata até obter uma mistura homogênea.
- Despeje em uma tigela e acrescente o sal. Junte a farinha preparada aos poucos, misturando bem a cada adição. A massa não deve ficar dura, talvez um pouco pegajosa.
- Coloque a massa sobre uma bancada e comece a sovar: puxe a massa das pontas para o centro, fazendo movimentos de vaivém. Se quiser, unte as mãos com um pouco de óleo para facilitar.
- Preaqueça o forno a 200 ºC.
- Modele os pães em bolinhas. Afunde um pouco no centro e coloque o recheio. Termine de modelar, cobrindo o recheio e acomode os pãezinhos na assadeira, deixando uma distância de dois dedos entre eles.
- Pincele os pães com uma gema ligeiramente batida e salpique orégano. Asse por 50 minutos ou até dourar.

Pães salgados e doces

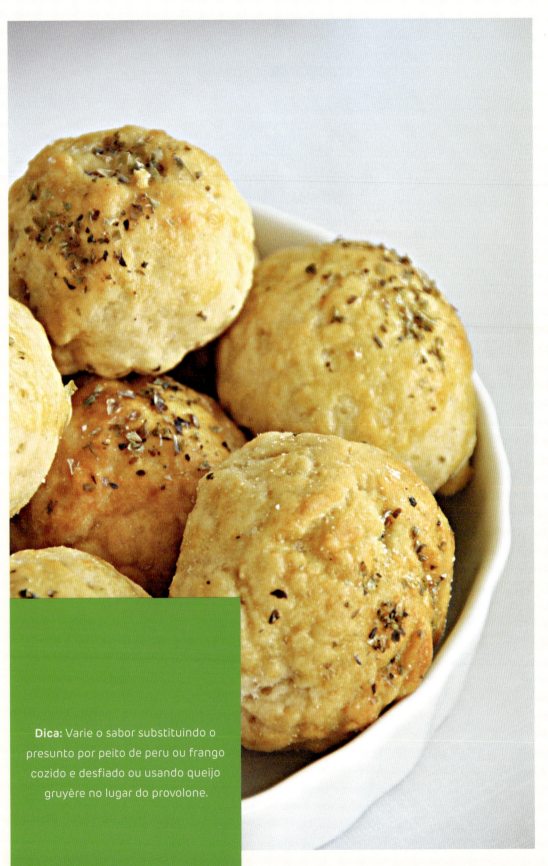

Dica: Varie o sabor substituindo o presunto por peito de peru ou frango cozido e desfiado ou usando queijo gruyère no lugar do provolone.

Pães salgados e doces 59

Pão salgado recheado

2 UNIDADES   **1 H 30**

MASSA

4 ovos

3 colheres (sopa) de fermento biológico seco instantâneo

2 xícaras de leite

2 colheres (sopa) de açúcar

½ xícara de óleo

1 colher (sopa) de manteiga

3 xícaras de farinha preparada para massas (p. 24)

1 colher (café) rasa de sal

RECHEIO

250 g de queijo minas ou mozarela cortado em cubos pequenos

100 g de linguiça calabresa picada

2 colheres (sopa) de azeitonas verdes picadas

1 coler (sopa) de salsinha picada

½ colher (chá) de orégano seco

gema para pincelar

- Preaqueça o forno a 200 ºC. Unte com manteiga duas fôrmas de bolo inglês de 22 x 10 cm e polvilhe com farinha de arroz.
- Misture os ingredientes do recheio e reserve.
- Coloque no liquidificador os ovos, o fermento, o leite, o açúcar, o óleo e a manteiga e bata até obter uma mistura homogênea. Reserve.
- Numa tigela grande, misture a farinha preparada e o sal. Faça uma cova no centro e despeje a mistura líquida. Amasse com as mãos até obter uma massa com consistência pegajosa. Adicione o recheio e misture até envolver tudo com a massa.
- Transfira a massa para as fôrmas e pincele com uma gema ligeiramente batida. Asse por 50 minutos ou até dourar.

Dica: Experimente uma versão mais light usando escarola, passas e pimentão no lugar da linguiça calabresa. Refogue um pé de escarola com um pouco de cebola até murchar. Escorra bem o líquido que se forma e misture meio pimentão vermelho picado e um punhado de uvas-passas claras. Use para rechear o pão junto com a mozarela, fica uma delícia.

Rosca tradicional

10 UNIDADES 1 H 30

1 xícara de leite desnatado morno
5 colheres (sopa) de açúcar
1½ colher (sopa) de fermento biológico instantâneo
2 ovos
50 g de manteiga
uma pitada de bicarbonato em pó
4 xícaras de farinha preparada para massas (p. 24)

gema para pincelar

- Preaqueça o forno em temperatura média. Unte uma assadeira grande e polvilhe com farinha de arroz.
- Em uma tigela, coloque o leite morno, 1 colher (sopa) de açúcar e o fermento. Deixe descansar por 5 minutos.
- Acrescente os ovos, um a um. Adicione o restante do açúcar, a manteiga e o bicarbonato e misture bem. Junte a farinha preparada aos poucos, sovando até a massa soltar da mão.
- Preaqueça o forno a 200 °C. Modele a rosca e arrume-a na assadeira. Pincele a rosca com a gema ligeiramente batida. Asse por 50 minutos até dourar.

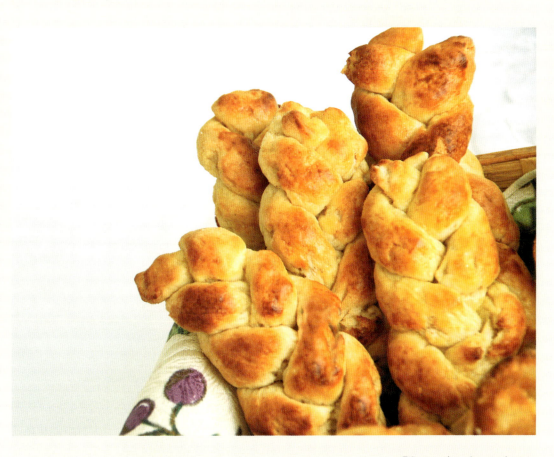

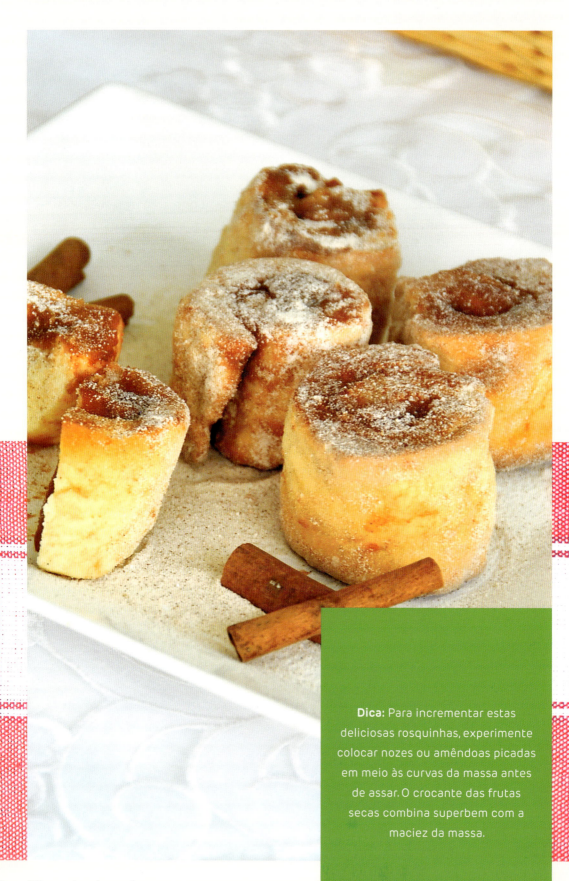

Dica: Para incrementar estas deliciosas rosquinhas, experimente colocar nozes ou amêndoas picadas em meio às curvas da massa antes de assar. O crocante das frutas secas combina superbem com a maciez da massa.

Rosca de canela

15 UNIDADES   1 H 30

1 xícara de leite desnatado
1 canela em pau
3 colheres (sopa) de fermento biológico seco instantâneo
8 colheres (sopa) de açúcar
3¾ xícaras de farinha preparada para massas (p. 24)
4 ovos, gemas e claras separadas
½ colher (sopa) de canela em pó
100 g de manteiga
½ colher (sopa) de fermento químico em pó

gema para pincelar

- Em uma panela, coloque o leite e a canela em pau e leve ao fogo médio, até o leite pegar bem o sabor e o aroma da canela. Coe e deixe amornar.
- Numa tigela grande, coloque o leite (retire a canela antes) e o fermento biológico. Acrescente 1 colher (sopa) de açúcar e 1 xícara de farinha. Misture bem e deixe crescer até formar uma massa parecida com uma esponja.
- Na batedeira, bata as claras em neve até ficarem firmes. Acrescente as gemas, uma a uma, sem parar de bater, até obter um creme fofo e espumante. Sem parar de bater, acrescente a esponja, a canela em pó, a manteiga e o restante do açúcar.
- Transfira a mistura de líquidos para uma tigela, acrescente o fermento químico e misture. Vá juntando a farinha preparada aos poucos, misturando até a massa soltar da mão.
- Divida a massa em cordões de mesmo tamanho. Entrelace os cordões para formar as roscas e acomode-as na assadeira. Deixe descansar por, aproximadamente, 20 minutos.
- Preaqueça o forno a 200 ºC. Pincele as roscas com a gema ligeiramente batida. Asse por 50 minutos ou até dourar.

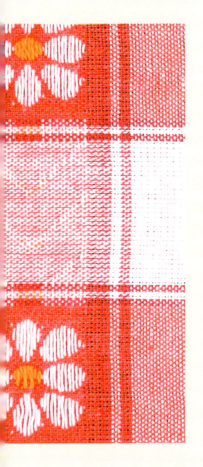

Pães salgados e doces

Broa de leite condensado

15 UNIDADES   1 H

1 xícara de açúcar | 1½ colher (sopa) de manteiga | 4 ovos | 1 lata de leite condensado | 1 lata de leite (use a lata de leite condensado para medir) 2½ xícaras de fubá mimoso | 5 colheres (sopa) de queijo parmesão ralado 1 colher (sopa) de fermento químico em pó

- Preaqueça o forno a 200 ºC. Unte uma fôrma de 25 x 33 cm e polvilhe com fubá.
- Coloque o açúcar e a manteiga na batedeira e bata até obter um creme esbranquiçado. Junte os ovos, um a um, batendo bem a cada acréscimo. Despeje, aos poucos e alternadamente, o leite condensado misturado com o leite e o fubá, sem parar de bater a massa. Junte o queijo e bata mais um pouco. Por último, acrescente o fermento em pó e misture apenas o suficiente para incorporá-lo à massa.
- Transfira a massa para a fôrma untada e asse por 40 minutos até dourar.

Broa cremosa de fubá   12 UNIDADES   1 H

4 ovos, gemas e claras separadas | 2 xícaras de açúcar | uma pitada de sal 3 colheres (sopa) de manteiga | 9 colheres (sopa) de fubá mimoso | 2 xícaras de leite | 1 colher (sopa) de fermento químico em pó

- Preaqueça o forno a 200 ºC. Unte uma fôrma redonda de 25 cm de diâmetro e polvilhe com fubá.
- Bata as claras em neve e reserve.
- Em outra tigela, coloque as gemas, o açúcar, o sal e a manteiga e bata até obter um creme esbranquiçado. Junte o fubá aos poucos, intercalando com o leite, sem parar de bater. Adicione o fermento em pó e, por último, as claras em neve.
- Transfira a massa para a fôrma untada e asse por 40 minutos até dourar.

Meia-lua de goiabada

30 UNIDADES   1 H

MASSA

2½ xícaras de farinha para empadas e massas amanteigadas (p. 19)

100 g de manteiga

100 g de gordura vegetal hidrogenada

1 xícara de açúcar

uma pitada de sal

2 ovos pequenos gelados

¼ de xícara de leite gelado

RECHEIO

150 g de goiabada cremosa

2 colheres (sopa) de creme de leite

gema e clara para pincelar

- Preaqueça o forno a 200 ºC. Unte uma assadeira grande com manteiga e polvilhe com farinha de arroz.
- Comece preparando o recheio. Misture a goiabada e o creme de leite e reserve.
- Coloque a farinha preparada, a manteiga, a gordura vegetal, o açúcar e o sal em uma tigela e misture até obter uma farofa. Adicione os ovos um a um, depois o leite gelado e misture até obter uma massa que dê para abrir com o rolo. Se precisar, acrescente mais farinha preparada até a massa desgrudar da mão.
- Com a ajuda de um rolo, abra a massa entre dois pedaços de plástico grosso. Corte discos pequenos com a ajuda de um cortador. Coloque uma colherada de recheio no centro. Dobre os discos ao meio, cobrindo o recheio. Disponha-os na assadeira. Pincele a borda com clara e aperte a ponta de um garfo para fechar bem. Bata ligeiramente a gema e pincele a superfície dos pasteizinhos.
- Asse por 40 minutos ou até dourar. Para dar um toque especial, polvilhe os pasteizinhos ainda quentes com um pouco de açúcar misturado com canela em pó.

Dica: Use doce de abóbora em pasta ou outros doces caseiros, como bananada ou marmelada, para variar o sabor.

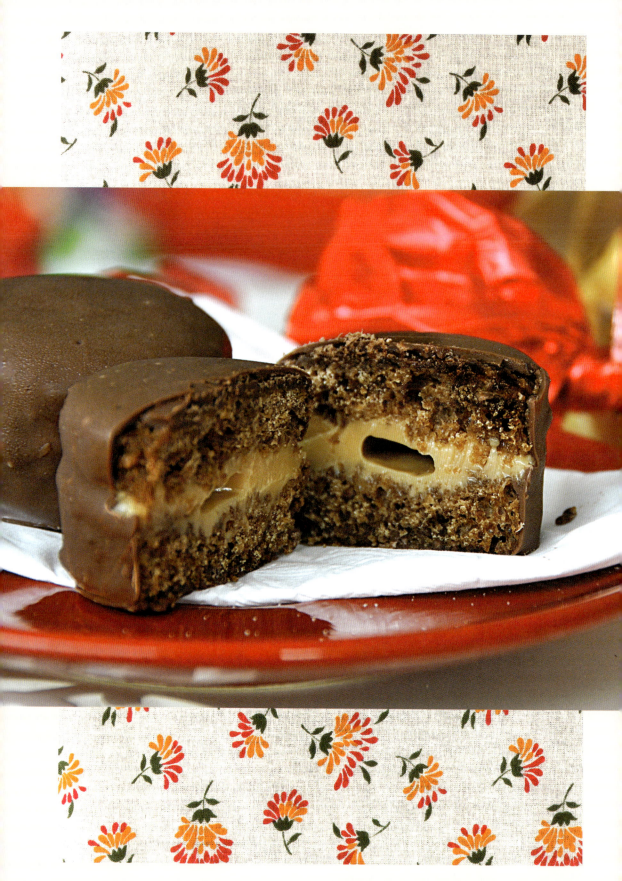

Pão de mel

20 UNIDADES   **1 H 30**

1 xícara de farinha preparada
para bolos 2 (p. 25)
1 colher (chá) de cravo em pó
1 colher (chá) de canela em pó
½ colher (chá) de
noz-moscada em pó
½ xícara de água
½ xícara de mel
½ xícara de açúcar mascavo
1 colher (sopa) de
chocolate em pó
½ colher (chá) de café solúvel
2 ovos, gemas e claras separadas
1 colher (sopa) de manteiga
½ colher (chá) de
fermento químico em pó
½ colher (chá) de bicarbonato
de sódio
500 g de chocolate
meio amargo

- Preaqueça o forno a 200 ºC. Unte forminhas individuais com manteiga e polvilhe com farinha de arroz e cacau em pó.
- Misture a farinha preparada e as especiarias em uma tigela e reserve.
- Em uma panela com fundo grosso, coloque a água, o mel, o açúcar mascavo, o chocolate em pó e o café solúvel. Misture e leve ao fogo médio. Assim que começar a ferver, desligue o fogo e deixe amornar.
- Bata as claras em neve e reserve.
- Em uma tigela bem grande, bata as gemas com a manteiga até obter um creme claro. Junte a mistura da panela ainda morna, sem parar de bater. Acrescente a mistura de farinha preparada aos poucos e bata até obter uma massa homogênea. Adicione o fermento e o bicarbonato e misture mais uma vez, apenas o suficiente para incorporar os ingredientes. Desligue a batedeira e, com a ajuda de uma espátula, incorpore as claras em neve à massa aos poucos, um terço por vez.
- Distribua a massa entre as forminhas, preenchendo apenas metade da capacidade.
- Asse por 30 minutos. Faça o teste do palito para ver se o pão de mel já está pronto: enfie um palito de dente no centro de uma das forminhas; se ele sair limpo, está pronto. Desenforme os pães de mel ainda mornos e reserve.
- Quando esfriarem, use uma faquinha de serra para abri-los ao meio e recheie com o leite condensado cozido (ver dica na página 46). Reserve no congelador até a hora de cobrir.
- Derreta o chocolate no micro-ondas em potência máxima durante 30 segundos. Mexa vigorosamente para o chocolate esfriar e ganhar brilho. Banhe os pães de mel, um a um, e coloque-os sobre uma grelha ou um pedaço de papel-manteiga para escorrer o excesso de cobertura. Quando o chocolate secar bem, embrulhe os pães de mel em celofane.
- Os pães de mel podem ser congelados sem a cobertura de chocolate. Para servir, tire-os com antecedência do freezer.

Rosca de coco

12 UNIDADES   1 H 30

MASSA

1 xícara de leite morno
5 colheres (sopa) de açúcar
1½ colher (sopa) de fermento
biológico instantâneo
2 ovos
50 g de manteiga
3¾ xícaras de farinha preparada
para massas (p. 24)

RECHEIO

200 g de coco ralado
fresco ou seco
1 ovo
2 colheres (sopa) de açúcar
1 colher (sopa) de manteiga
2 colheres (sopa) de leite

gema para pincelar

- Unte a maior assadeira que caiba no seu forno com manteiga e polvilhe com farinha de arroz.
- Comece preparando o recheio. Em uma panela, misture todos os ingredientes e leve ao fogo médio. Misture sempre para não grudar, até obter o ponto de um doce de coco mole. Desligue o fogo e reserve.
- Para fazer a massa, coloque numa tigela o leite morno, uma colher de açúcar e o fermento. Misture e deixe descansar por 5 minutos.
- Junte os ovos, o restante do açúcar e a manteiga e misture bem. Junte a farinha preparada aos poucos, sovando até a massa soltar da mão. A massa fica um pouco pegajosa.
- Transfira a massa para uma superfície lisa e abra-a com um rolo entre dois plásticos grossos. Espalhe o recheio em uma faixa no centro da massa aberta e enrole como se fosse um rocambole. Corte fatias grossas, da espessura de uns três dedos, e arrume-as na fôrma com o lado cortado para cima, preenchendo todo o espaço. Deixe crescer por 15 minutos.
- Preaqueça o forno a 200 ºC.
- Antes de levar ao forno, pincele a rosca com gema ligeiramente batida. Asse por 50 minutos ou até dourar.

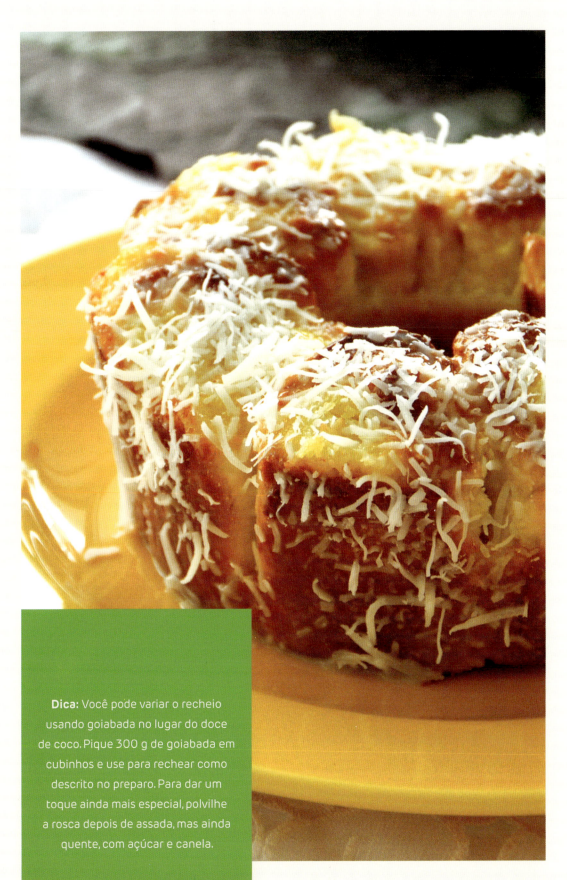

Dica: Você pode variar o recheio usando goiabada no lugar do doce de coco. Pique 300 g de goiabada em cubinhos e use para rechear como descrito no preparo. Para dar um toque ainda mais especial, polvilhe a rosca depois de assada, mas ainda quente, com açúcar e canela.

Salgadinhos

Quem não gosta de um salgadinho fresquinho? Foi-se o tempo em que eles eram reservados a festas infantis; hoje em dia, eles marcam presença em todo tipo de reunião familiar. Com as receitas que desenvolvi utilizando as farinhas preparadas, não há porque os celíacos ou qualquer um que tenha intolerância ao glúten ficar de fora das comemorações.

Para que tudo esteja sempre à mão e a receita fique mais gostosa, separei algumas dicas para vocês:

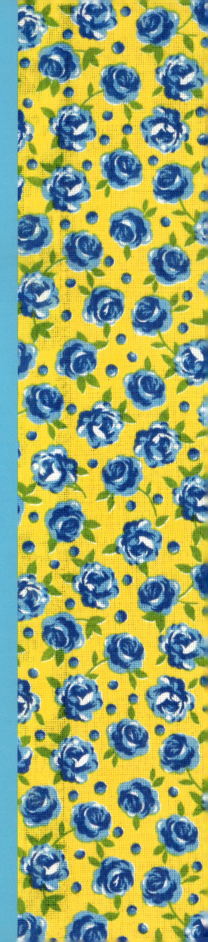

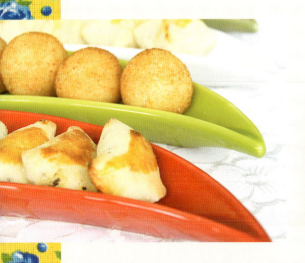
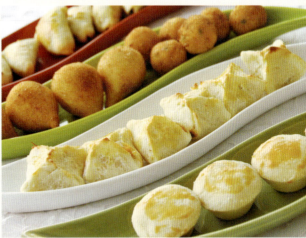

- Ao congelar salgadinhos que devem ser fritos, coloque-os já empanados em uma assadeira, deixando pelo menos um dedo de espaço entre eles para não grudarem. Leve ao congelador até endurecer; não precisa cobrir. Guarde-os em embalagens plásticas, tomando o cuidado de retirar todo o ar. Conserve no congelador por até 6 meses.
- Para fritar os salgadinhos congelados, descongele em temperatura ambiente apenas a quantidade que vai utilizar. Frite em óleo quente aos poucos, para não baixar a temperatura do óleo e não encharcar a massa.
- Os salgadinhos que vão ao forno devem ser assados antes de serem congelados. Deixe esfriar completamente e leve a assadeira para o congelador até endurecer, sem cobrir. Transfira-os para sacos plásticos, retirando todo o ar do interior. Na hora de consumir, é só colocá-los ainda congelados em uma assadeira e levar ao forno preaquecido a 200 °C até dourar.

Empadinha de frango

50 UNIDADES   1 H 30

200 g de manteiga ou
gordura vegetal
3 xícaras de farinha
para empadas e massas
amanteigadas (p. 19)
4 ovos gelados
½ xícara de leite gelado
1 colher (sopa) rasa de sal
1 receita de recheio
de frango (p. 41)

gema, uma pitada de açúcar
e óleo para pincelar

- Preaqueça o forno a 250 ºC. Não é preciso untar as forminhas.
- Coloque a gordura vegetal em uma tigela grande e acrescente ⅓ da farinha preparada. Misture com a ponta dos dedos até obter uma farofa grossa. Em seguida, acrescente os ovos, o leite e o sal e misture. Acrescente o restante da farinha preparada aos poucos e trabalhe a massa até soltar da mão.
- Abra a massa com os dedos nas forminhas de empada. Distribua o recheio de frango entre as forminhas e cubra com massa. Bata a gema com uma pitada de açúcar e um fio de óleo e pincele as empadinhas.
- Asse as empadinhas por 30 minutos até dourar.

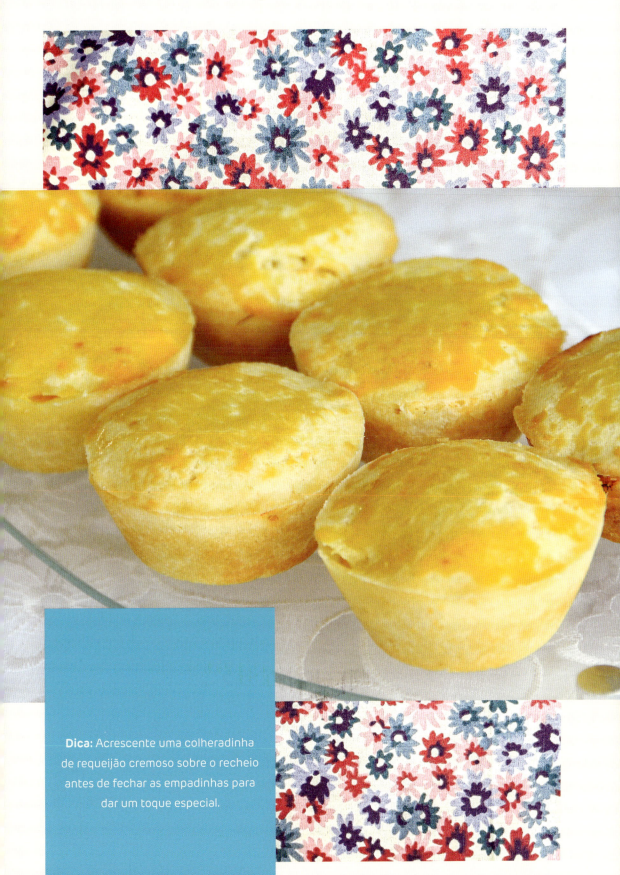

Dica: Acrescente uma colheradinha de requeijão cremoso sobre o recheio antes de fechar as empadinhas para dar um toque especial.

Salgadinhos

Coxinha

50 UNIDADES   1 H 30

MASSA

2 xícaras de leite
1 xícara de caldo de frango
1 colher (sopa) de manteiga
1 colher (sopa) de sal
3 xícaras de farinha preparada
para empadas e
massas amanteigadas (p. 19)

RECHEIO

2 colheres (sopa) de óleo
1 cebola grande picada
500 g de peito de frango cozido
e desfiado
1 lata de milho verde escorrido
1 colher (chá) de salsinha picada
1 caixa de creme de leite
sal e pimenta-do-reino moída na
hora a gosto
400 g de requeijão cremoso
para rechear

clara e leite para umedecer
farinha de milho triturada
para empanar
óleo para fritar

- Comece preparando o recheio. Aqueça ligeiramente o óleo e refogue a cebola até murchar ligeiramente. Acrescente o frango desfiado, o milho e a salsinha e refogue por alguns minutos, mexendo de vez em quando. Junte o creme de leite e misture bem para envolver todos os ingredientes. Acerte o sal e a pimenta-do-reino e reserve.

- Para fazer a massa, coloque o leite, o caldo de frango, a manteiga e o sal em uma panela com fundo grosso, misture e leve ao fogo médio. Assim que começar a ferver, despeje a farinha preparada aos poucos, mexendo sem parar, para não empelotar. Cozinhe a massa, sem parar de mexer, até ela se soltar da panela. Desligue o fogo.

- Pegue um pouco da massa morna e modele uma bolinha. Achate, formando um disco. Coloque no centro um pouco do recheio e por cima um pouco de requeijão cremoso. Feche todas as bordas sobre o recheio, unindo-as e puxando para cima, modelando o formato da coxinha. Repita o procedimento até utilizar toda a massa.

- Passe cada coxinha pela clara ligeiramente batida com um pouquinho de leite. Depois, passe pela farinha de milho triturada.

- Frite em óleo bem quente. Quando estiverem douradas, retire com uma escumadeira e coloque sobre papel-toalha para absorver o excesso de óleo. Sirva em seguida.

Dica: Frite 3 ou 4 unidades de cada vez, para não diminuir a temperatura do óleo e a coxinha não encharcar.

Pastel assado de creme de palmito

30 UNIDADES   1 H 30

MASSA

4 ovos
1 xícara de leite morno
3 colheres (sopa) de fermento biológico seco instantâneo
1 colher (sopa) de açúcar
¾ de colher (sopa) de sal
1 pote de iogurte natural
1 colher (sopa) de manteiga
½ xícara de óleo
6 xícaras de farinha preparada para massas (p. 24)

RECHEIO

1 colher (sopa) de manteiga
2 colheres (sopa) de cebola picada
sal a gosto
1 colher (sopa) de amido de milho
2 xícaras de leite desnatado
1 xícara de palmito picado
1 caixinha de creme de leite
1 xícara de tomate sem pele e sem sementes picado
noz-moscada ralada na hora

clara, gema e óleo para pincelar

- Preaqueça o forno a 250 ºC. Unte uma assadeira com óleo.
- Para fazer o recheio, leve uma panela com fundo grosso ao fogo médio. Derreta a manteiga e frite a cebola. Adicione o amido de milho e misture até adquirir um tom caramelo. Desligue o fogo e despeje o leite, mexendo sempre, até misturar bem. Ligue o fogo e deixe o creme engrossar. Desligue novamente o fogo e junte o palmito, o creme de leite e os tomates picados. Acerte o sal e tempere com noz-moscada. Misture tudo e reserve.
- Enquanto o recheio esfria, prepare a massa. Coloque todos os ingredientes, menos a farinha preparada, no copo do liquidificador e bata até obter uma mistura homogênea. Transfira para uma tigela grande e junte a farinha preparada aos poucos, até a massa soltar da mão. A massa deve ficar macia, pois ela vai ressecar um pouco na hora de assar.
- Abra a massa com o rolo, entre dois pedaços de plástico grosso. Com um cortador, corte discos de massa do tamanho desejado. Coloque um pouco de recheio no centro de cada disco e pincele com um pouco de clara as bordas para ajudar a selar os pastéis. Dobre ao meio e aperte as bordas com a ponta de um garfo. Repita o procedimento até acabar a massa.
- Bata ligeiramente a gema com um fio de óleo e pincele os pastéis.
- Asse por 30 minutos ou até dourar.

Dica: Esta massa pode ser usada com recheios variados. A receita apresentada aqui pode ser preparada com milho verde ou espinafre picado no lugar do palmito, por exemplo.

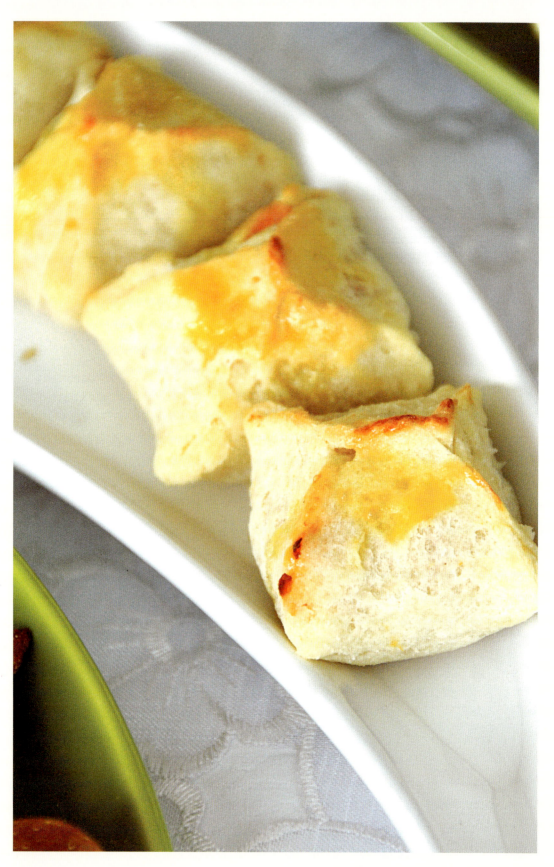

Trouxinhas de frango

40 UNIDADES   1 H

MASSA

1½ xícara de leite gelado
1 copo de iogurte natural
2 ovos
1 colher (sopa) de açúcar
½ colher (sopa) de sal
250 g de gordura vegetal
2 colheres (sopa) de manteiga
5 xícaras de farinha preparada
para massas (p. 24)

RECHEIO

1 kg de peito de frango cozido
e desfiado
250 g de bacon picado
1 vidro pequeno (250 g)
de maionese

gema e óleo para pincelar

- Preaqueça o forno a 250 ºC. Unte uma assadeira com óleo.
- Comece fazendo o recheio. Coloque todos os ingredientes no processador e bata por alguns minutos, o suficiente para misturar todos os ingredientes e obter uma pasta não muito lisa. Reserve.
- Para fazer a massa, coloque todos os ingredientes, menos a farinha preparada, no liquidificador e bata até obter uma mistura homogênea. Transfira para uma tigela grande e acrescente a farinha preparada aos poucos, misturando até a massa desgrudar da mão; não deixe a massa muito pesada.
- Com um rolo, abra a massa entre dois pedaços de plástico grosso. Corte quadrados de 15 x 15 cm. Coloque uma colherada do recheio no centro. Dobre as pontas do quadrado sobre o recheio e feche, formando uma trouxinha.
- Arrume as trouxinhas na assadeira. Bata ligeiramente a gema e um fio de óleo e pincele as trouxinhas.
- Asse por 25 minutos ou até dourar.

Dica: O frango pode dar lugar à carne-seca cozida e desfiada, temperada com bastante salsinha picada que também fica ótimo.

Bolinha de presunto

40 UNIDADES   1 H

MASSA

200 g de manteiga
100 g de óleo vegetal
2 ovos gelados
2 gemas
1 xícara de leite gelado
sal a gosto
3 xícaras de farinha
preparada para empadas e
massas amanteigadas (p. 19)

RECHEIO

1 xícara de presunto picado
2 colheres (sopa) de ameixas-
-pretas sem caroço picadas
2 colheres (sopa) de azeitonas
verdes sem caroço picadas
sal e pimenta-do-reino-moída
na hora a gosto

queijo parmesão ralado
para empanar

- Preaqueça o forno a 250 ºC. Unte uma assadeira com óleo e polvilhe com amido de milho ou farinha de arroz.
- Para fazer o recheio, coloque todos os ingredientes em uma tigela e misture. Tempere com sal e pimenta-do-reino moída na hora e reserve.
- Prepare a massa. Coloque todos os ingredientes, menos a farinha preparada, em uma tigela grande e misture bem. Adicione a farinha preparada aos poucos e trabalhe até a massa soltar da mão; a massa deve ficar macia.
- Modele uma bolinha de uns 4 cm de diâmetro. Faça uma cova no centro e recheie com a mistura de ameixa e presunto. Feche bem. Repita o procedimento até utilizar toda a massa. Passe cada bolinha em água e empane no queijo ralado. Arrume-as na assadeira.
- Asse por 25 minutos ou até dourar.

Dica: Estas bolinhas também ficam uma delícia se forem preparadas com peito de peru picado ou frango defumado.

Esfirra

30 UNIDADES   1 H 30

MASSA

1 colher (sopa) de manteiga
2 colheres (sopa) de gordura vegetal hidrogenada
1 colher (café) de sal
2 colheres (sopa) de açúcar
3 colheres (sopa) de fermento biológico seco instantâneo
2 xícaras de água morna
3 xícaras de farinha preparada para massas (p. 24)

RECHEIO

1 colher (sopa) de óleo
2 colheres (sopa) de cebola picada
1 colher (sopa) de alho picado
350 g de carne moída
sal e pimenta-do-reino moída a gosto

gema e óleo para pincelar

Dica: As esfirras tradicionais são feitas com carne, mas você pode variar o prato usando linguiça toscana sem pele picada e refogada.

- Preaqueça o forno a 250 ºC. Unte uma assadeira com óleo.
- Comece preparando o recheio. Em uma panela grande, coloque o óleo e a cebola. Leve ao fogo baixo e refogue até a cebola murchar e ficar translúcida, mais ou menos uns 5 minutos. Acrescente o alho e refogue por mais 1 minuto. Junte a carne moída e misture bem. Refogue até a carne dourar e o líquido que se formar quase secar. Tempere com sal e pimenta. Desligue o fogo e reserve para esfriar.
- Enquanto isso, faça a massa. Coloque todos os ingredientes, menos a água morna e farinha preparada, no copo do liquidificador e comece a bater em velocidade baixa. Despeje a água aos poucos e bata até obter uma mistura homogênea. Transfira a mistura para uma tigela e acrescente a farinha preparada aos poucos até a massa desgrudar da mão; não deixe a massa muito pesada.
- Com um rolo, abra a massa entre dois pedaços de plástico grosso. Corte triângulos de lados iguais. Coloque uma colherada do recheio reservado no centro. Dobre cada ponta do triângulo de massa sobre o recheio, formando a esfirra. Repita o procedimento até utilizar toda a massa.
- Arrume as esfirras na assadeira. Bata a gema com um fio de óleo e pincele as esfirras.
- Asse por 30 minutos ou até dourar.

Salgadinhos   79

Enroladinho de salsicha

20 UNIDADES   1 H 30

500 g de salsichas cozidas
½ cebola grande
1 xícara de óleo
1 colher (sopa) de sal
3 colheres (sopa) de açúcar
3 colheres (sopa) de fermento
biológico seco instantâneo
1 ovo
2 xícaras de água morna
3 xícaras de farinha preparada
para massas (p. 24)

clara, gema e óleo para pincelar

- Preaqueça o forno a 250 ºC. Unte uma assadeira com óleo.
- Corte cada salsicha em três partes e reserve.
- Prepare a massa, colocando no copo do liquidificador a cebola, o óleo, o sal, o açúcar, o fermento e o ovo. Bata até obter uma mistura homogênea. Despeje a água e bata mais um pouco. Transfira a mistura para uma tigela. Acrescente a farinha preparada aos poucos e trabalhe até obter uma massa macia, que não grude nos dedos.
- Com um rolo, abra a massa entre dois pedaços de plástico grosso. Corte retângulos de aproximadamente 5 x 10 cm. Pincele as bordas com um pouco da clara ligeiramente batida. Coloque um pedaço de salsicha sobre o lado mais curto e enrole, apertando a borda para que não abra ao assar. Repita o procedimento até acabar a massa.
- Arrume os enroladinhos na assadeira com a emenda virada para baixo. Bata a gema com um fio de óleo e pincele.
- Asse por 25 minutos ou até dourar.

Dica: Estas bolinhas também ficam uma delícia se forem preparadas com peito de peru picado ou frango defumado.

Enroladinho de presunto e queijo

12 UNIDADES   1 H

1 ovo
1 xícara de óleo
1 colher (sopa) de sal
3 colheres (sopa) de açúcar
2 colheres (sopa) de cebola picada
3 colheres (sopa) de fermento biológico seco instantâneo
2 xícaras de água morna
3 xícaras de farinha preparada para massas (p. 24)
250 g de presunto fatiado
250 g de queijo mozarela fatiado

clara, gema e óleo para pincelar
queijo parmesão ralado e orégano para polvilhar

- Preaqueça o forno a 250 ºC. Unte uma assadeira com óleo.
- Para fazer a massa, coloque no copo do liquidificador todos os ingredientes, menos a água e a farinha preparada, e bata até obter uma mistura homogênea. Despeje a água morna e bata bem. Transfira para uma tigela grande e acrescente a farinha preparada aos poucos. Trabalhe até obter uma massa macia, que não grude nos dedos.
- Com um rolo, abra a massa entre dois pedaços de plástico grosso. Corte quadrados de 15 x 15 cm. Pincele as bordas com um pouco de clara ligeiramente batida. Coloque uma fatia de presunto e uma de mozarela e dobre ao meio, formando um triângulo. Repita o procedimento até utilizar toda a massa.
- Arrume os envelopes prontos na assadeira. Bata ligeiramente a gema com um fio de óleo e pincele. Misture o queijo parmesão e o orégano e polvilhe. Asse por 25 minutos ou até dourar.

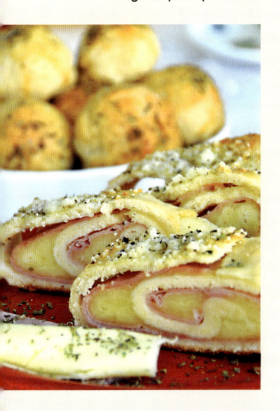

Dica: Para um recheio mais cremoso, pique o presunto e a mozarela, acrescente tomates picados e misture um pouco de requeijão cremoso até dar liga. Tempere com sal e orégano e utilize como descrito no preparo.

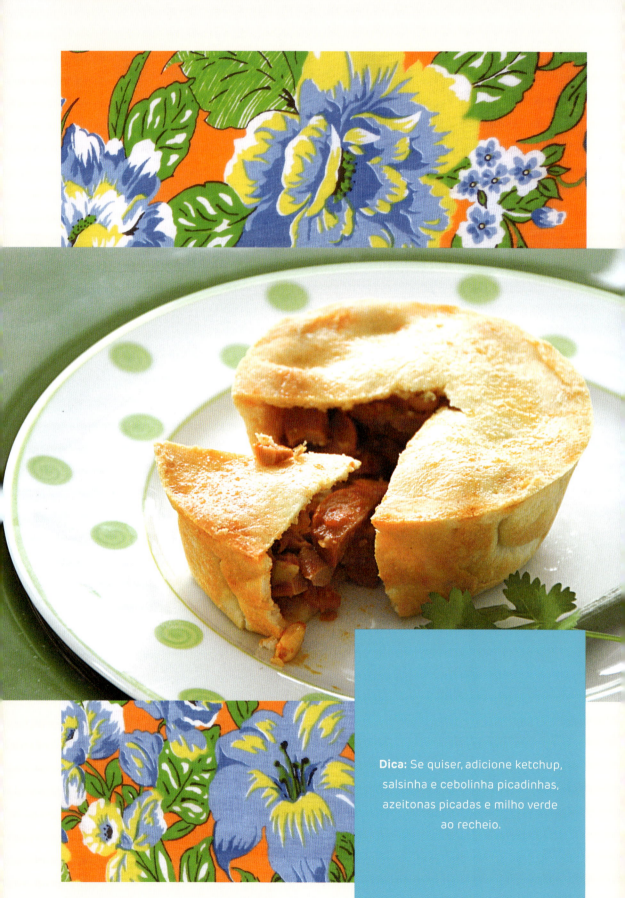

Dica: Se quiser, adicione ketchup, salsinha e cebolinha picadinhas, azeitonas picadas e milho verde ao recheio.

Cachorro-quente de tabuleiro

10 PEDAÇOS   1 H 30

MASSA

4 ovos

1 xícara de leite morno

3 colheres (sopa) de fermento biológico seco instantâneo

1 colher (sopa) de açúcar

¾ de colher (sopa) de sal

1 pote de iogurte natural

1 colher (sopa) de manteiga

½ xícara de óleo

6 xícaras de farinha preparada para massas (p. 24)

RECHEIO

500 g de salsicha para cachorro-quente

1 colher (sopa) de óleo

1 colher (sopa) de alho picado

2 colheres (sopa) de cebola picada

uma pitada de açúcar

uma pitada de colorau

3 tomates sem pele e sem sementes picados

¼ de pimentão verde sem sementes picado

sal a gosto

gema e óleo para pincelar

- Preaqueça o forno a 250 ºC. Unte uma fôrma refratária de 25 x 35 cm ou 10 forminhas individuais com óleo.
- Comece preparando o recheio. Cozinhe as salsichas de acordo com as instruções da embalagem, corte em rodelinhas e reserve.
- Em uma panela com fundo grosso, aqueça o óleo em fogo médio e frite o alho e a cebola. Adicione o açúcar, o colorau, o tomate e o pimentão e refogue por alguns minutos. Reduza o fogo e tampe a panela. Cozinhe o tomate no próprio suco por alguns minutos. Adicione as salsichas picadas, misture bem e acerte o sal. Reserve.
- Para fazer a massa, coloque no copo do liquidificador os ovos, o leite, o fermento, o açúcar, o sal, o iogurte, a manteiga e o óleo. Bata até obter uma mistura homogênea.
- Transfira a mistura para uma tigela e acrescente a farinha preparada aos poucos. Trabalhe a massa até soltar da mão – procure deixar a massa mais mole, pois ela vai ressecar um pouco.
- Divida a massa em duas partes e abra-as entre dois pedaços de plástico grosso. Use uma parte da massa para cobrir o fundo e as bordas da assadeira. Espalhe o recheio reservado e cubra com o restante da massa. Bata ligeiramente a gema com um fio do óleo e pincele.
- Asse por 35 minutos ou até dourar.

Salgadinhos

Muffins de abóbora e carne-seca

12 UNIDADES   1 H

MASSA

2 xícaras de abóbora-japonesa
(cabochan) cozida
e amassada
1 xícara de leite
½ xícara de óleo
2 ovos
1 colher (chá) de sal
uma pitada de açúcar
1 xícara de farinha preparada
para bolos tipo 1 ou 2 (p. 24)
1 colher (sopa) de fermento
químico em pó

RECHEIO

3 xícaras de carne-seca
dessalgada, cozida e
desfiada
1 colher (sopa) de azeitonas
verdes sem caroço
picadas
1 colher (sopa) de cebola picada
1 colher (sopa) de salsinha
1 colher (sopa) de cebolinha
picada
1 colher (sopa) de maionese
1 colher (sopa) de creme de
ricota ou requeijão
cremoso

- Preaqueça o forno a 250 ºC. Unte 12 forminhas de muffin com óleo; se estiver usando forminhas de metal, também polvilhe com farinha de arroz.
- Comece preparando o recheio. Em uma tigela grande, coloque a carne-seca, as azeitonas, a cebola e as ervas e misture. Acrescente a maionese e o creme de ricota (ou o requeijão cremoso) e misture novamente para envolver todos os ingredientes. Reserve.
- Para fazer a massa, coloque no liquidificador todos os ingredientes, menos a farinha preparada e o fermento, e bata até obter uma mistura homogênea. Reserve.
- Na tigela da batedeira, coloque a farinha preparada e despeje a mistura de abóbora por cima. Bata por 5 minutos até obter uma massa homogênea. Junte o fermento e bata mais uma vez, apenas o suficiente para incorporá-lo à massa.
- Coloque uma colherada de massa em cada forminha e por cima uma colherada do recheio reservado. Cubra com um pouco mais de massa, preenchendo toda a forminha.
- Asse a 200 ºC por 25 minutos ou até dourar.

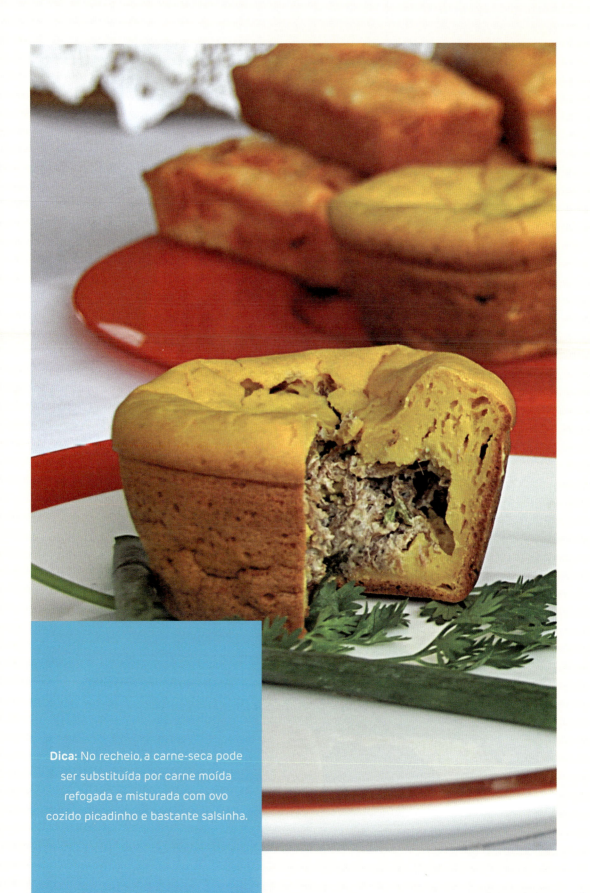

Dica: No recheio, a carne-seca pode ser substituída por carne moída refogada e misturada com ovo cozido picadinho e bastante salsinha.

Salgadinhos

Surpresa de pão queijo

10 PEDAÇOS   1 H

8 ovos | 1 xícara de óleo | 1 xícara de margarina em temperatura ambiente
200 g de queijo meia cura ralado | 3½ xícaras de polvilho doce | 2½ xícaras
de polvilho azedo | 1 xícara de amido de milho | 1 colher (sopa) de fermento
químico em pó | sal a gosto | 250 g de presunto cozido fatiado | 250 g de queijo
mozarela fatiado | 2 ou 3 tomates cortados em rodelas temperados com sal e
orégano | 1 copo de requeijão cremoso | queijo parmesão ralado a gosto

- Preaqueça o forno a 250 ºC. Unte uma assadeira de 28 x 40 cm com óleo e
  polvilhe com amido de milho.
- Coloque no copo do liquidificador os ovos, o óleo e a margarina. Bata até obter
  um creme. Despeje a mistura em uma tigela grande. Adicione o queijo meia
  cura ralado, os dois tipos de polvilho e o amido de milho. Misture com uma
  espátula até incorporar todos os ingredientes. Acrescente o fermento e o sal.
- Despeje metade da massa na assadeira. Arrume metade das fatias de presunto
  e de mozarela sobre a massa. Sobre elas, coloque todo o tomate temperado.
  Cubra com o restante do presunto e da mozarela. Distribua algumas
  colheradas do requeijão cremoso sobre o recheio. Despeje o restante da
  massa, cobrindo tudo, e polvilhe com queijo parmesão ralado.
- Asse por 30 minutos até a massa crescer e dourar.

Pão de queijo rápido   30 UNIDADES   50 MIN

3 xícaras de queijo meia cura ralado | 3 xícaras de polvilho doce | 3 ovos
2 colheres (sopa) de manteiga | 2 colheres (sopa) de óleo | ½ xícara de
leite gelado

- Preaqueça o forno a 250 ºC. Unte uma assadeira de 28 x 40 cm com um fio
  de óleo.
- Coloque o queijo ralado e o polvilho em uma tigela grande e misture. Adicione
  os ovos, um a um, batendo bem depois de cada adição. Acrescente a manteiga
  e o óleo, misturando tudo com as mãos. Acrescente o leite aos poucos até a
  massa desgrudar das mãos; tome cuidado para a massa não ficar dura.
- Unte as mãos com óleo e separe porções de massa com uma colher (chá).
  Modele bolinhas e disponha-as na assadeira com uma distância de dois
  dedos entre elas.
- Asse 30 minutos ou até dourar. Sirva em seguida.

Fôrma de pão de queijo

10 FATIAS · 1 H

2 ovos | ½ xícara de leite | ½ xícara de óleo | 2 xícaras de polvilho doce, mais um pouco para polvilhar | ½ xícara de queijo meia cura ou parmesão ralado sal a gosto | 150 g de queijo provolone cortado em cubinhos | 150 g de linguiça calabresa picada | 1 colher (sopa) de fermento químico em pó manteiga para untar

- Preaqueça o forno a 250 °C. Unte uma assadeira em forma de anel de 20 cm de diâmetro com óleo e polvilhe um pouco de polvilho doce.
- Coloque os ovos, o leite e o óleo no copo do liquidificador e bata até obter uma mistura espumante. Despeje a mistura em uma tigela. Adicione o polvilho, o queijo ralado e o sal. Misture com uma espátula até obter uma massa lisa e homogênea.
- Junte o queijo provolone e a linguiça picados e, por último, o fermento e misture até incorporar todos os ingredientes. Despeje na fôrma.
- Asse por 30 minutos até dourar. Corte em quadradinhos e sirva em seguida.

Pão de queijo escaldado

35 UNIDADES · 1 H 20

3 xícaras de polvilho doce | 1 xícara de leite | ½ xícara de óleo | 4 ovos 1½ xícara de queijo meia cura ou parmesão ralado | manteiga para untar

- Preaqueça o forno a 250 °C. Unte uma assadeira de 28 x 40 cm com manteiga.
- Separe o polvilho em uma tigela grande e reserve.
- Coloque o leite e o óleo em uma panela de fundo grosso e leve ao fogo alto, sem tampar. Assim que levantar fervura, despeje com cuidado sobre o polvilho e mexa bem com uma espátula até amornar.
- Com a mistura ainda morna, comece a amassar. Acrescente os ovos, um a um, e trabalhe a massa. Junte o queijo ralado e amasse até incorporar todos os ingredientes. A massa deve ser enrolada com facilidade, portanto, não pode ficar dura.
- Modele os pães de queijo e asse por 30 minutos até crescerem e dourarem.

Nuggets de frango

12 UNIDADES   1 H

500 g de peito de frango cozido
e cortado
em pedaços
1 colher (sopa) de maionese
2 colheres (sopa) de amido de
milho
1 colher (sopa) de cebola ralada
1 ovo
sal a gosto

MOLHO BARBECUE
2 colheres (sopa) de óleo
½ cebola picada
½ xícara de açúcar mascavo
½ xícara de vinagre de vinho
branco
2 xícaras de ketchup
1 folha de louro
½ xícara de água
1 colher (sobremesa) de molho
de pimenta
sal a gosto

clara e farinha preparada para
empanar (p. 25)

- Preaqueça o forno a 250 ºC. Unte uma assadeira com óleo e polvilhe com amido de milho ou farinha de arroz.
- Coloque todos os ingredientes no processador e bata até obter uma massa homogênea e firme.
- Transfira a massa para uma tigela, cubra com filme de PVC e deixe descansar na geladeira por 1 hora para ganhar consistência.
- Enquanto isso, prepare o molho. Coloque todos os ingredientes em uma panela pequena e misture. Leve ao fogo médio e cozinhe até engrossar. Retire a folha de louro e transfira para um recipiente com tampa para esfriar. Deixe em temperatura ambiente até a hora de servir.
- Modele os nuggets mais ou menos do mesmo tamanho para que assem no mesmo tempo. Passe cada nugget pela clara ligeiramente batida e depois pela farinha preparada.
- Asse a 200 ºC por 30 minutos ou até dourar. Sirva com o molho barbecue.

Croquetes de carne

40 UNIDADES   1 H

1 kg de patinho cozido e desfiado (reserve o caldo do cozimento)
3 batatas asterix sem casca cozidas e espremidas na hora
sal e pimenta-do-reino moída na hora a gosto
1 xícara de farinha preparada para empadas e massas amanteigadas (p. 19)

clara e farinha de milho para empanar
óleo neutro para fritar

- Em uma panela de fundo grosso, coloque a carne desfiada, o caldo da carne e a batata espremida. Leve ao fogo médio e misture. Tempere com sal e pimenta-do-reino moída na hora. Adicione a farinha preparada aos poucos, sem parar de mexer, até a massa se desprender do fundo da panela. Desligue o fogo.
- Despeje a massa sobre uma superfície de trabalho para amornar e sove até que possa ser modelada com as mãos. Pegue porções de massa e modele os croquetes. Passe cada croquete na clara ligeiramente batida e depois na farinha de milho.
- Frite os croquetes em óleo bem quente, 3 ou 4 por vez, para que a temperatura do óleo não diminua. Assim que dourarem, retire-os com uma escumadeira e coloque sobre papel-toalha para absorver o excesso de óleo. Sirva em seguida.

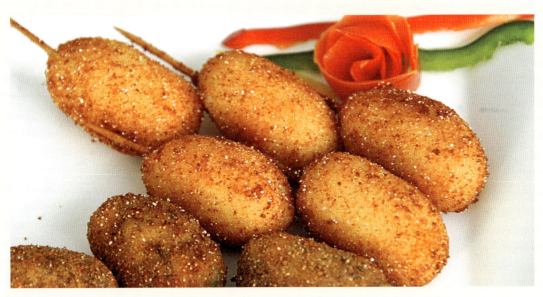

Salgadinhos

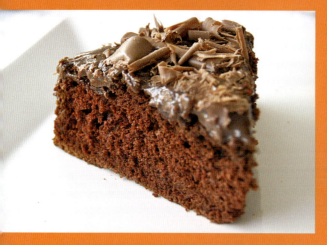
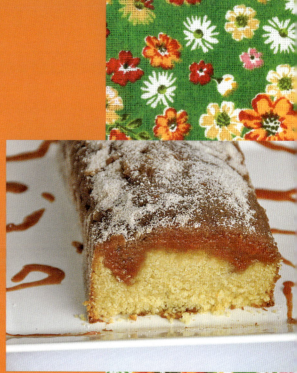

Bolos

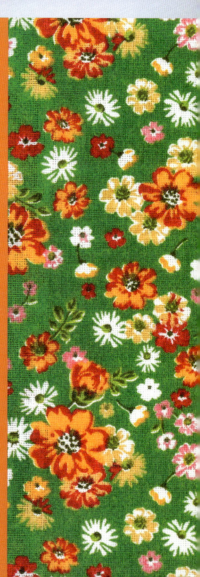

Uma simples fatia de bolo combina perfeitamente com café com leite de manhã; acompanhado por uma bola de sorvete ou uma salada de frutas, torna-se uma sobremesa rápida e apreciada por todos.

Bolos recheados e com coberturas untuosas são presença obrigatória nas festas da minha família. Algumas das receitas de coberturas também podem ser utilizadas como recheio para bolos, como a cobertura cremosa de laranja e o creme de café. Em cada preparo, faço as minhas sugestões, mas você pode usar a sua imaginação. Monte combinações diferentes e prepare-se para receber os elogios!

- A farinha preparada para bolos 2 (p. 24) deixa os bolos mais fofinhos. Se preferir usar a farinha preparada para bolos 1 (p. 24), acrescente mais um pouco de farinha à receita. A massa do bolo deve ficar grossa e cremosa para não murchar ao sair do forno nem deixar o bolo solado.
- Para obter bolos mais macios, misture primeiro os ingredientes líquidos, depois os secos. O fermento vai por último.
- Manteiga, ovos e leite devem estar em temperatura ambiente. Prefira manteiga sem sal.
- Se não puder consumir leite, substitua por água ou suco de fruta.
- Para o bolo ficar bem fofinho, peneire os ingredientes secos, como farinha preparada, açúcar, chocolate em pó e fermento em pó antes de usá-los na receita.
- Bater as claras em neve antes de acrescentá-las ao preparado deixa os bolos mais aerados e úmidos. Ao bater claras em neve, acrescente uma pitada de açúcar quando estiver quase no ponto; isso vai impedir que se forme líquido no fundo da tigela.
- Quando fizer bolos e tortas no liquidificador, primeiro bata as gemas até dobrarem de volume. Só depois acrescente os demais ingredientes. Toda receita de bolo de liquidificador pode ser preparada em batedeira; os bolos ficam mais fofinhos, especialmente os sem glúten.
- Ligue o forno antes de começar a preparar a massa, pois os bolos crescem mais se forem assados imediatamente após o preparo.
- A quantidade da massa não deve ser superior a $2/3$ da altura da fôrma, para não correr o risco de a massa se derramar no forno.
- Nunca abra a porta do forno nos primeiros 15 minutos em que o bolo está assando, pois é durante esse tempo que o fermento é ativado.
- Quando retirar o bolo do forno, deixe-o esfriar sobre a grelha do fogão e longe de correntes de ar. Evite colocar bolos saídos do forno diretamente sobre bancadas de pedra.
- Congele os bolos já assados assim que esfriarem totalmente. Passe o filme de PVC ou coloque em vasilhas descartáveis vedadas. Quando for consumir, deixe-os em temperatura ambiente, assim ficarão saborosos e fresquinhos. Mesmo os bolos com cobertura podem ser congelados sem que o sabor e a textura se alterem.

Bolos

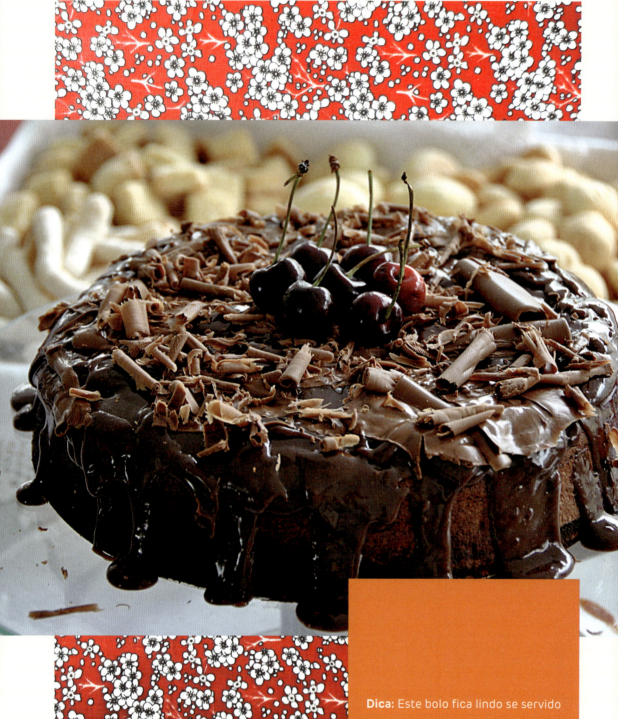

Dica: Este bolo fica lindo se servido com a cobertura de chocolate clássica da página 124 e enfeitado com raspas de chocolate ao leite e cerejas frescas.

Bolo de chocolate

20 FATIAS   1 H

5 ovos, claras e gemas separadas
2 xícaras de açúcar
2 colheres (sopa) de manteiga
1 xícara de leite
2 xícaras de farinha preparada
para bolos (p. 24)
½ xícara de cacau em pó, mais
um pouco para polvilhar
1 colher (café) de bicarbonato
de sódio
1 colher (sopa) de fermento
químico em pó

óleo para untar

- Preaqueça o forno a 200 ºC. Unte uma assadeira de 25 x 35 cm com óleo e polvilhe com cacau em pó.
- Bata as claras em neve e reserve. Coloque as gemas, o açúcar e a manteiga na tigela da batedeira e bata até obter um creme aerado e claro. Acrescente o leite e misture. Peneire a farinha preparada e o cacau juntos e adicione à massa. Continue batendo até obter uma massa lisa e cremosa e desligue. Adicione o bicarbonato e o fermento e bata mais um pouco, apenas o suficiente para incorporá-los à massa. Junte as claras em neve e misture delicadamente, fazendo movimentos de baixo para cima.
- Asse por 35 minutos até dourar. Para saber se o bolo já está pronto, enfie um palito no centro da massa. Se ele sair seco, desligue o forno. Deixe esfriar sobre a grade do fogão, protegido do vento, antes de colocar a cobertura.

Bolo de cenoura

12 FATIAS   1 H

5 ovos
1 xícara de óleo, mais um
pouco para untar
4 cenouras grandes picadas
1½ xícara de farinha preparada
para bolos (p. 24)
2 xícaras de açúcar
1 colher (sopa) cheia de
fermento químico em pó
uma pitada de bicarbonato
de sódio

amido de milho para polvilhar

- Preaqueça o forno a 200 ºC. Unte com óleo uma fôrma de 20 x 30 cm e polvilhe com amido de milho.
- Coloque no liquidificador os ovos e bata até dobrar de volume. Acrescente o óleo e a cenoura e continue a bater até obter um creme homogêneo. Peneire a farinha preparada e o açúcar na tigela da batedeira e adicione a mistura de cenoura. Bata até incorporar todos os ingredientes. Adicione o fermento e o bicarbonato de sódio e misture apenas o suficiente para agregá-los à massa. Despeje a massa na fôrma.
- Asse por 35 minutos até dourar. Para saber se o bolo já está pronto, enfie um palito no centro da massa. Se ele sair seco, desligue o forno. Deixe esfriar um pouco antes de colocar a cobertura.

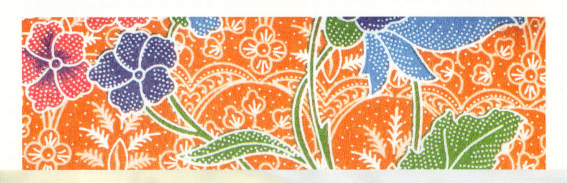

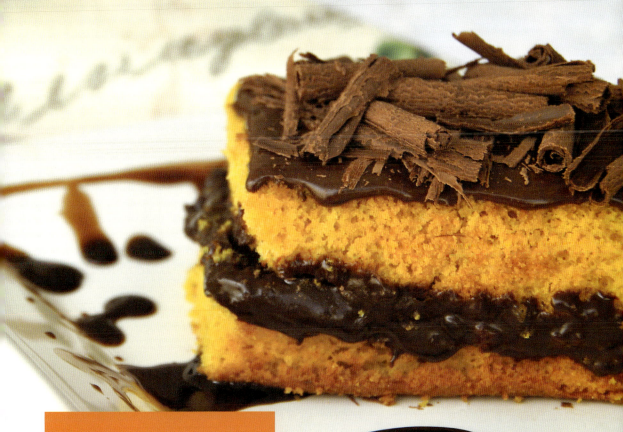

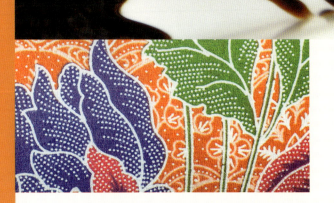

Dica: Sirva com a cobertura clássica de chocolate da página 124 para um bolo tradicional ou ouse ao utilizar a cobertura de chocolate com avelãs da página 123 para obter um sabor único.

Bolos 95

Bolo gelado de laranja com coco

12 FATIAS   50 MIN

MASSA

3 ovos, claras e gemas separadas
2 colheres (sopa) de manteiga
1 xícara de açúcar
1 xícara de suco de laranja
1½ xícara de farinha preparada para bolos (p. 24)
1 colher (sopa) de fermento químico em pó

COBERTURA

1 vidro de leite de coco
1 lata de leite condensado
coco fresco em fitas ou coco ralado seco para decorar

- Preaqueça o forno a 200 ºC. Unte uma fôrma de 35 cm de diâmetro com óleo e polvilhe com farinha de arroz.
- Bata as claras em neve e reserve. Coloque na batedeira as gemas, a manteiga e o açúcar e bata até obter um creme fofo. Junte o suco de laranja e a farinha preparada alternadamente, aos poucos, sem parar de bater. Adicione o fermento e bata mais uma vez, apenas o suficiente para incorporá-lo à massa. Despeje o bolo na fôrma.
- Asse por 35 minutos até dourar. Para saber se o bolo já está pronto, enfie um palito no centro da massa. Se ele sair seco, desligue o forno.
- Enquanto o bolo assa, coloque o leite de coco e o leite condensado em uma tigelinha, misture bem e reserve.
- Espete a superfície do bolo com um garfo ou um palito. Despeje a calda por cima e cubra com o coco. Leve à geladeira por pelo menos 2 horas antes de servir. O bolo deve ser servido bem gelado.

Dica: Asse este bolo em uma fôrma retangular e corte em quadradinhos depois de prontos. Embrulhe cada um em papel-alumínio e deixe na geladeira. É um ótimo jeito de ter algo doce sempre à mão.

Bolo de laranja

12 FATIAS   50 MIN

1 laranja-pera com casca
½ xícara de óleo, mais um pouco
para untar
4 ovos
1 xícara de açúcar
1½ xícara de farinha preparada
para bolos (p. 24)
1 colher (sopa) de fermento
químico em pó

amido de milho para polvilhar

- Preaqueça o forno a 200 ºC. Unte uma fôrma de furo no meio de 25 cm de diâmetro ou 20 forminhas individuais com óleo e polvilhe com amido de milho.
- Descasque a laranja, retirando até a parte branca que envolve a fruta, e separe os gomos. Com uma faquinha afiada, corte a membrana fina que envolve os gomos, descartando-a completamente, e retire as sementes. Reserve.
- Coloque no liquidificador o óleo, os ovos, o açúcar. Bata até dobrar de volume. Acrescente a laranja e bata o suficiente para triturá-la. Adicione a farinha preparada e bata novamente. Junte o fermento e bata usando o botão "pulsar", apenas o suficiente para misturar. Transfira para a fôrma untada ou divida entre as forminhas individuais.
- Asse por 35 minutos até dourar. Para saber se o bolo já está pronto, enfie um palito no centro da massa. Se ele sair seco, desligue o forno.
- Deixe esfriar sobre a grade do fogão, protegido do vento, antes de cobrir com o glacê de laranja da p. 122.

Dica: Se preferir, asse em fôrma redonda sem furo de 20 cm de diâmetro e use o recheio cremoso de laranja para incrementar a receita.

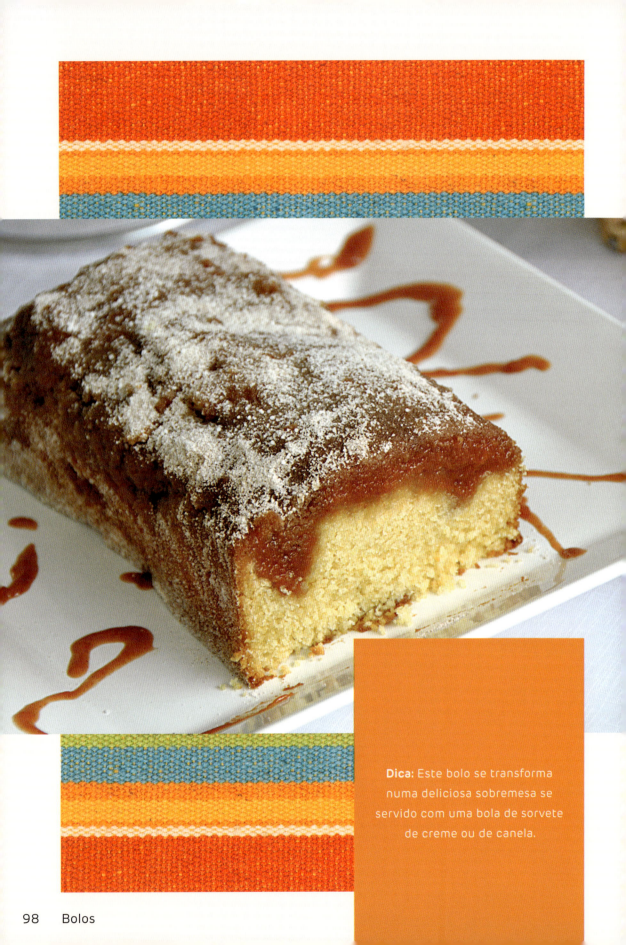

Dica: Este bolo se transforma numa deliciosa sobremesa se servido com uma bola de sorvete de creme ou de canela.

Bolo de fubá com goiabada

20 UNIDADES 50 MIN

3 ovos
½ xícara de óleo
2 colheres (sopa) de manteiga
1 xícara de açúcar
1 xícara de leite
1 xícara de fubá
1½ xícara de farinha preparada
para bolos (p. 24)
1 colher (sopa) de
fermento químico em pó
1 colher (chá) de bicarbonato
de sódio
1 xícara de goiabada mole

amido de milho para polvilhar
canela em pó e açúcar
peneirado para decorar

- Preaqueça o forno a 200 ºC. Unte uma fôrma de bolo inglês com óleo e polvilhe com amido de milho.
- Na batedeira, coloque os ovos, o óleo, a manteiga e o açúcar. Bata até obter um creme claro e desligue. Acrescente o leite e o fubá e peneire a farinha preparada. Bata mais um pouco. Adicione o fermento e o bicarbonato de sódio e bata mais uma vez, apenas o suficiente para incorporá-los à massa.
- Preencha a fôrma com metade da massa. Espalhe a goiabada e cubra com o restante da massa.
- Asse por 30 minutos até dourar. Para saber se o bolo já está pronto, enfie um palito no centro da massa. Se ele sair seco, desligue o forno. Deixe esfriar um pouco antes de tirar das forminhas.
- Misture a canela e o açúcar e polvilhe sobre o bolo antes de servir.

Bolo de banana caramelada

20 FATIAS   1 H 30

MASSA

4 ovos, claras e gemas separadas
2 colheres (sopa) de manteiga
½ xícara de óleo
1½ xícara de açúcar
2 xícaras de leite
2 xícaras de farinha preparada para bolos (p. 24)
1 colher (sopa) cheia de fermento químico em pó

CALDA

10 bananas-nanica ou prata
2 xícaras de açúcar cristal
½ xícara de água fervente
canela em pó a gosto

- Prepare a calda. Corte as bananas em rodelas ou no sentido do comprimento e reserve. Em uma panela pequena, coloque o açúcar e leve ao fogo. Mexa até formar um caramelo. Despeje a água fervente com cuidado e não mexa mais. Quando o caramelo se dissolver, deixe engrossar um pouco e desligue fogo.
- Despeje a calda em uma fôrma redonda de 35 cm de diâmetro. Gire a fôrma para espalhar a calda no fundo e nas laterais, formando uma camada que cubra tudo. Arrume as bananas sobre a calda e polvilhe com canela em pó. Reserve.
- Preaqueça o forno a 200 ºC.
- Prepare a massa. Bata as claras em neve e reserve. Coloque as gemas, a manteiga, o óleo e o açúcar na tigela da batedeira e bata até obter um creme homogêneo. Acrescente o leite e a farinha preparada, continue a bater, pelo menos por mais 5 minutos, e desligue. Acrescente o fermento em pó e misture delicadamente com uma espátula. Junte as claras em neve e, fazendo movimentos de baixo para cima, misture bem todos os ingredientes.
- Despeje a massa sobre as bananas. Asse por 40 minutos até dourar. Para saber se o bolo já está pronto, enfie um palito no centro da massa. Se ele sair seco, desligue o forno. Deixe esfriar sobre a grade do fogão, protegido do vento, antes de servir.

Dica: Experimente esta receita com outras frutas, como maçã, pera ou maçã verde.

Bolo invertido de abacaxi

20 FATIAS   1 H 30

MASSA

4 ovos, claras e gemas
separadas
½ xícara de óleo
1½ xícara de açúcar
2 colheres (sopa) de manteiga
2 xícaras de leite
2 xícaras de farinha preparada
para bolos (p. 24)
1 colher (sopa) cheia de
fermento químico
em pó

CALDA

1 abacaxi médio
2 colheres (sopa) de manteiga
¾ de xícara de açúcar cristal

- Prepare a calda. Descasque e corte o abacaxi ao meio no sentido do comprimento. Deite a metade do abacaxi sobre a tábua e com cuidado corte um sulco em V para retirar o miolo. Corte cada metade em fatias, e depois corte as fatias em triângulos. Reserve.
- Em uma panelinha, coloque a manteiga e o açúcar e leve ao fogo baixo. Quando a mistura adquirir um tom de caramelo, junte os pedaços de abacaxi. Deixe a calda engrossar um pouco e desligue.
- Despeje a calda em uma fôrma redonda de 35 cm de diâmetro. Gire a fôrma para espalhar a calda no fundo e nas laterais, formando uma camada que cubra tudo. Espalhe os pedaços de abacaxi de maneira uniforme e reserve.
- Preaqueça o forno a 200 ºC.
- Prepare a massa. Bata as claras em neve e reserve. Coloque as gemas, o óleo, o açúcar e a manteiga na tigela da batedeira e bata até obter um creme homogêneo. Acrescente o leite e a farinha preparada, continue a bater, pelo menos por mais 5 minutos, e desligue. Acrescente o fermento em pó e misture delicadamente com uma espátula. Junte as claras em neve e, fazendo movimentos de baixo para cima, misture todos os ingredientes.
- Despeje a massa sobre a calda de abacaxi. Asse por 40 minutos até dourar. Para saber se o bolo já está pronto, enfie um palito no centro da massa. Se ele sair seco, desligue o forno. Deixe esfriar sobre a grade do fogão, protegido do vento, antes de servir.

Dica: Mude a apresentação do bolo, cortando o abacaxi em rodelas e retirando o miolo com um cortador de biscoitos pequeno. Se você conseguir encaixar as rodelas em forminhas individuais, o efeito fica ainda mais bonito.

Bolos   101

Bolo de limão

10 FATIAS   **1 H**

MASSA

3 ovos

1 xícara de açúcar

1 xícara de óleo

1 pote de iogurte natural

1 caixa de gelatina de limão em pó

½ xícara de suco de limão espremido na hora

1½ xícara de farinha preparada para bolos (p. 24)

1 colher (sopa) de fermento químico em pó

COBERTURA

1 lata de leite condensado

1 lata de creme de leite

½ lata de suco de limão espremido na hora

(use a lata de leite condensado para medir)

raspas de limão para decorar

- Preaqueça o forno a 200 ºC. Unte com óleo uma fôrma de 25 cm de diâmetro e polvilhe com farinha de arroz.
- Bata os ovos até dobrar de volume. Acrescente o açúcar e o óleo e bata até obter uma mistura esbranquiçada. Junte o iogurte, a gelatina e o suco de limão. Acrescente a farinha preparada aos poucos e bata até incorporar à massa. Adicione o fermento e misture apenas o suficiente para incorporá-lo à massa. Despeje a massa na fôrma, preenchendo apenas ²/₃ da capacidade.
- Asse por 35 minutos até dourar. Para saber se o bolo já está pronto, enfie um palito no centro da massa. Se ele sair seco, desligue o forno.
- Enquanto isso, prepare a cobertura. Coloque no liquidificador o leite condensado, o creme de leite e o suco de limão e bata até obter um creme liso e brilhante. Reserve.
- Despeje a cobertura sobre o bolo ainda morno e decore com as raspas de limão.

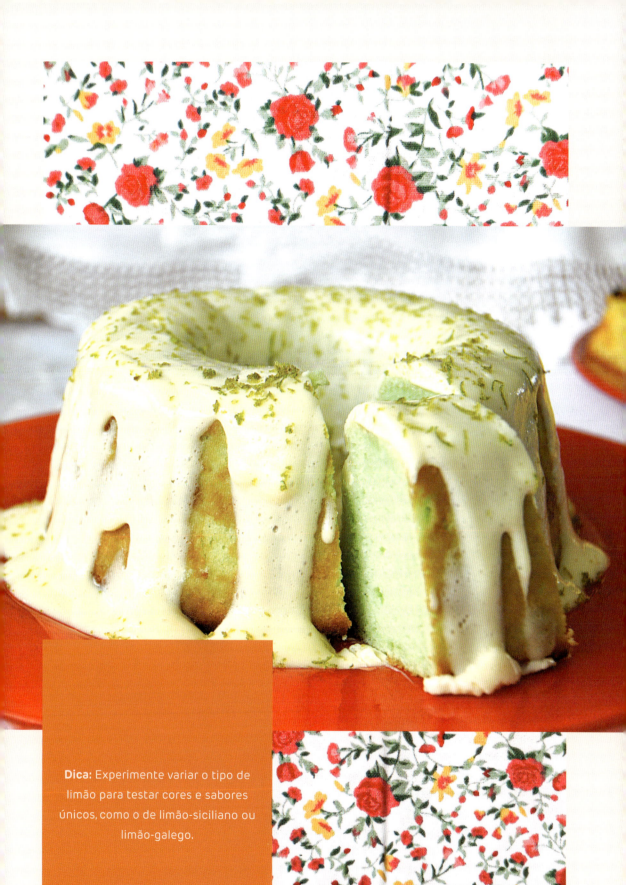

Dica: Experimente variar o tipo de limão para testar cores e sabores únicos, como o de limão-siciliano ou limão-galego.

Bolos

Cupcakes de pão de mel

15 UNIDADES   50 MIN

1 lata de leite condensado
1 lata de leite (use a lata de leite condensado para medir)
4 colheres (sopa) de mel
uma pitada de sal
1½ xícara de farinha preparada para bolos (p. 24)
1½ colher (sopa) de tempero pronto para pão de mel
uma pitada de bicarbonato de sódio
1 colher (sopa) de fermento químico em pó

- Preaqueça o forno a 200 ºC. Unte 15 forminhas individuais com óleo e polvilhe com farinha de arroz.
- Bata todos os ingredientes, menos o bicarbonato e o fermento, até obter uma massa homogênea. Acrescente o bicarbonato e o fermento em pó e misture mais uma vez, apenas o suficiente para incorporá-los à massa. Distribua a massa nas forminhas.
- Asse por 30 minutos até dourar. Para saber se já estão prontos, enfie um palito no centro da massa. Se ele sair seco, desligue o forno. Deixe esfriar um pouco antes de colocar a cobertura.
- Para variar a apresentação, asse a massa em uma fôrma grande, com furo no meio, e despeje a cobertura escolhida por cima.

Dica: Se você não encontrar o tempero pronto para pão de mel, prepare a sua versão caseira, misturando 2 partes de canela em pó, 1 parte de cravo moído e 1 parte de noz-moscada em pó.

Muffins formigueiro

20 UNIDADES   50 MIN

4 ovos
½ xícara de óleo
2 colheres (sopa) de manteiga
1 xícara de açúcar
½ xícara de leite
1½ xícara de farinha preparada
para bolos (p. 24)
1 colher (sopa) de fermento
químico em pó
1 colher (café) de bicarbonato
de sódio
1 xícara de chocolate granulado
ou de gotas de chocolate

- Preaqueça o forno a 200 °C. Unte 20 forminhas individuais para muffins com óleo e polvilhe com amido de milho.
- Bata os ovos na batedeira até dobrarem de volume. Acrescente o óleo, a manteiga e o açúcar e bata até obter um creme esbranquiçado. Despeje o leite sem parar de bater. Acrescente a farinha preparada e bata mais um pouco. Adicione o fermento e o bicarbonato e misture apenas o suficiente para incorporá-los à massa. Desligue.
- Acrescente o chocolate granulado ou as gotas de chocolate à massa e misture delicadamente com uma espátula. Despeje a massa nas forminhas untadas.
- Asse por 30 minutos até dourar. Para saber se estão prontos, enfie um palito no centro da massa. Se ele sair seco, desligue o forno.
- Deixe esfriar antes de passar na cobertura. Segure os muffins pela base e mergulhe o topo de cada bolinho na cobertura (veja a dica). Coloque os muffins já cobertos sobre uma grelha para escorrer o excesso de chocolate. Se for congelar, não utilize a cobertura.

Dica: Use a cobertura de chocolate com avelãs da página 123 ou a de chocolate branco da página 125.

Bolos

Bolo de aipim

15 UNIDADES   50 MIN

4 ovos, claras e gemas separadas
1 xícara de manteiga amolecida
2 xícaras de açúcar
2 xícaras de coco ralado fresco
2 xícaras de mandioca (ou aipim) crua ralada
1 colher (sopa) de fermento químico em pó

- Preaqueça o forno a 200 °C. Unte com manteiga uma fôrma de 25 x 35 cm e polvilhe com amido de milho.
- Bata as claras em neve e reserve.
- Coloque na tigela da batedeira as gemas, a manteiga e o açúcar e bata até obter um creme esbranquiçado. Aos poucos, acrescente o coco e a mandioca. Bata bastante até obter uma massa homogênea e cremosa. Junte o fermento em pó e incorpore-o delicadamente à massa. Despeje a massa na fôrma.
- Asse por 35 minutos até dourar. Para saber se o bolo já está pronto, enfie um palito no centro da massa. Se ele sair seco, desligue o forno.

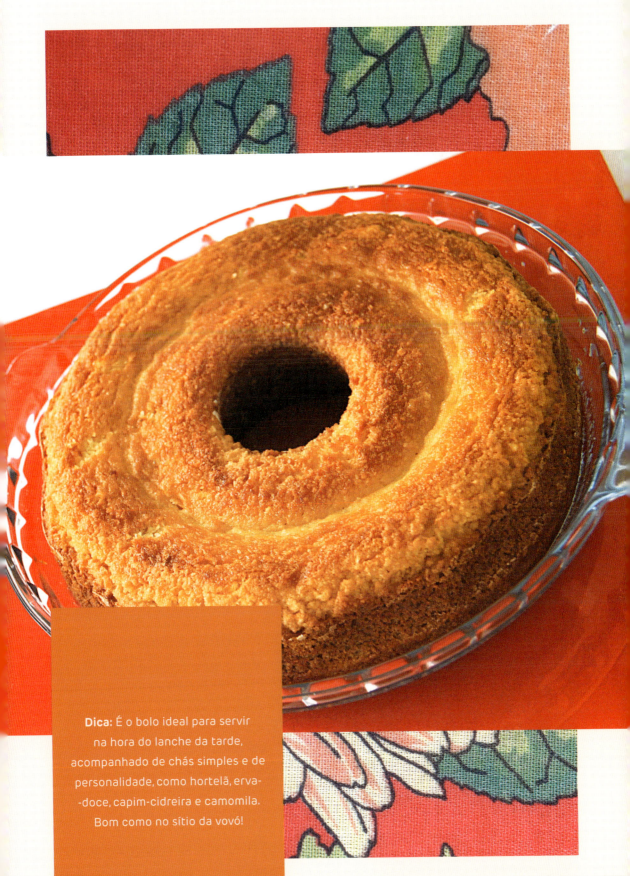

Dica: É o bolo ideal para servir na hora do lanche da tarde, acompanhado de chás simples e de personalidade, como hortelã, erva--doce, capim-cidreira e camomila. Bom como no sítio da vovó!

Bolos 107

Bolo beijinho com abacaxi

10 FATIAS   1 H

MASSA

4 ovos, claras e gemas separadas
2 colheres (sopa) de manteiga
2 xícaras de açúcar
1 xícara de leite
1½ xícara de farinha preparada para bolos (p. 24)
1 colher (sopa) de fermento químico em pó

COBERTURA

1 lata de leite condensado
1 colher (sopa) de manteiga
1 lata de abacaxi em calda picado (reserve a calda)
1 pacote de coco ralado seco
1 lata de creme de leite sem soro

- Preaqueça o forno a 200 °C. Unte com óleo uma fôrma de 25 x 35 cm e polvilhe com amido de milho.
- Bata as claras em neve e reserve. Coloque na batedeira as gemas, a manteiga e o açúcar e bata até obter um creme esbranquiçado. Junte alternadamente o leite e a farinha preparada e bata mais um pouco. Acrescente o fermento e misture apenas o suficiente para incorporá-lo à massa. Desligue.
- Adicione as claras em neve delicadamente, misturando com uma espátula de baixo para cima. Despeje a massa na fôrma.
- Asse por 35 minutos até dourar. Para saber se o bolo já está pronto, enfie um palito no centro da massa. Se ele sair seco, desligue o forno.
- Enquanto isso, prepare a cobertura, que também pode ser usada como recheio. Coloque o leite condensado e a manteiga em uma panela pequena e leve ao fogo médio, mexendo sempre, até obter um creme liso e brilhante. Retire do fogo, acrescente o abacaxi picado, metade do coco ralado e o creme de leite.
- Ao retirar o bolo do forno, fure toda a superfície com um garfo e regue com a calda de abacaxi reservada. Cubra com o creme de abacaxi e salpique o restante do coco ralado.

Dica: Use coco fresco em fitas no lugar do coco ralado para decorar este bolo e dar a ele ares de festa!

Bolo de mandioca cozida

12 FATIAS   **1 H**

500 g de mandioca cozida, escorrida e amassada | 3 colheres (sopa) de manteiga | 3 ovos | ½ xícara de queijo minas ralado | 2 xícaras de açúcar uma pitada de sal | 1 xícara de leite | 1 xícara de amido de milho | 1 colher (sopa) cheia de fermento químico em pó

- Preaqueça o forno a 200 ºC. Unte com óleo uma fôrma de furo no meio com 35 cm de diâmetro e polvilhe com amido de milho.
- Coloque na tigela da batedeira a mandioca, a manteiga, os ovos, o queijo ralado, o açúcar e o sal. Bata para agregar os ingredientes. Aos poucos e alternadamente, despeje o leite e adicione o amido de milho, sem parar de bater, até obter uma massa cremosa. Junte o fermento e misture apenas para incorporar.
- Asse por 35 minutos até dourar. Para saber se o bolo já está pronto, enfie um palito no centro da massa. Se ele sair seco, desligue o forno.

Bombocado de coco   **12 FATIAS**   **1 H**

3 ovos | 2 colheres (sopa) de manteiga | 1 lata de leite condensado | 1 xícara de leite | 1 vidro de leite de coco | 2 xícaras de farinha preparada para bolos (p. 24) 1 colher (sopa) de fermento químico em pó | 1 pacotinho de coco ralado adoçado úmido | açúcar de confeiteiro e canela em pó para polvilhar

- Preaqueça o forno a 200 ºC. Unte com óleo uma fôrma de 20 x 30 cm e polvilhe com amido de milho.
- Bata os ovos até dobrarem de volume. Acrescente a manteiga e, aos poucos, sem parar de bater, despeje o leite condensado, o leite e o leite de coco. Junte a farinha preparada e continue batendo. Quando a massa estiver bem cremosa, adicione o fermento e bata mais uma vez, apenas o suficiente para incorporá-lo à massa. Desligue o equipamento. Junte o coco ralado e mexa para misturá-lo à massa. Despeje a massa na fôrma, preenchendo apenas ²/₃ da capacidade.
- Asse por 35 minutos até dourar. Este bombocado não cresce muito.
- Retire do forno e, ainda quente, peneire açúcar e canela sobre ele.

Bolo úmido de abóbora

10 FATIAS 1 H

1½ xícara de farinha preparada
para bolos (p. 24)
1 colher (sopa) de fermento
químico em pó
4 ovos, claras e gemas
separadas
½ xícara de óleo
2 xícaras de açúcar
500 g de abóbora japonesa
(cabochan) cozida, escorrida
e amassada

- Preaqueça o forno a 200 °C. Unte com óleo uma fôrma de 25 x 35 cm e polvilhe com amido de milho.
- Misture a farinha preparada e o fermento, peneire e reserve. Bata as claras em neve e reserve.
- Coloque na batedeira as gemas, o óleo e o açúcar e bata até obter um creme fofo. Acrescente a abóbora e bata até obter uma massa lisa e homogênea. Junte a mistura de farinha preparada e fermento e bata mais uma vez, apenas o suficiente para incorporá-la à massa. Despeje na fôrma.
- Asse por 35 minutos até dourar. Para saber se o bolo já está pronto, enfie um palito no centro da massa. Se ele sair seco, desligue o forno.
- Ao retirar o bolo do forno, espete toda a superfície com um garfo ou um palito, regue com a calda de sua preferência.

Dica: Nada melhor do que um belo pedaço de queijo minas fresco ou meia cura para acompanhar este bolo. E um café coado fresquinho, claro.

Bolo de fubá cozido

12 FATIAS 1 H

2 colheres (sopa) de óleo
2 xícaras de leite
½ xícara de açúcar
2 xícaras de fubá mimoso, mais um pouco para polvilhar
2 colheres (sopa) de manteiga
uma pitada de sal
4 ovos, claras e gemas separadas
1 colher (sopa) bem cheia de fermento químico em pó

açúcar de confeiteiro e canela em pó para peneirar

- Preaqueça o forno a 200 ºC. Unte com óleo uma fôrma de 20 x 30 cm e polvilhe com fubá.
- Numa panela com fundo grosso, coloque o leite, o açúcar, o fubá, a manteiga e o sal. Leve ao fogo médio, mexendo sempre, até engrossar. Transfira para uma tigela e deixe esfriar um pouco.
- Bata as claras em neve e reserve.
- Acrescente as gemas, uma a uma, ao preparado de fubá morno, mexendo sempre. Adicione as claras em neve, mexendo de baixo para cima para incorporá-las à massa sem desmancharem. Por fim, misture o fermento em pó delicadamente. Despeje a massa na fôrma.
- Asse por 35 minutos até dourar. Para saber se o bolo já está pronto, enfie um palito no centro da massa. Se ele sair seco, desligue o forno.
- Sobre o bolo ainda quente, peneire açúcar e canela ou despeje a calda.

Dica: Peneire açúcar e canela sobre o bolo ainda quente para criar uma casquinha. Se quiser incrementar este bolo simples, sirva acompanhado do creme de café da página 123.

Bolo cremoso de fubá

20 FATIAS   1 H

2 ovos
2 colheres (sopa) de margarina
1 colher (sopa) de manteiga
2 xícaras de açúcar
10 colheres (sopa) de fubá,
mais um pouco para
polvilhar
3½ xícaras de leite
1 xícara de queijo minas ralado
(não usar queijo curado)
1 colher (sopa) de fermento
químico em pó

- Preaqueça o forno a 200 ºC. Unte com manteiga uma fôrma de furo no meio com 35 cm de diâmetro e polvilhe com fubá.
- Coloque na batedeira os ovos, a margarina, a manteiga e o açúcar e bata até obter um creme fofo. Acrescente o fubá, o leite e o queijo ralado e bata até obter uma mistura cremosa. Junte o fermento e bata mais uma vez, apenas o suficiente para incorporá-lo à massa.
- Asse por 35 minutos até dourar. Para saber se o bolo já está pronto, enfie um palito no centro da massa. Se ele sair seco, desligue o forno. Deixe esfriar sobre a grade do fogão, protegido do vento, antes de servir.

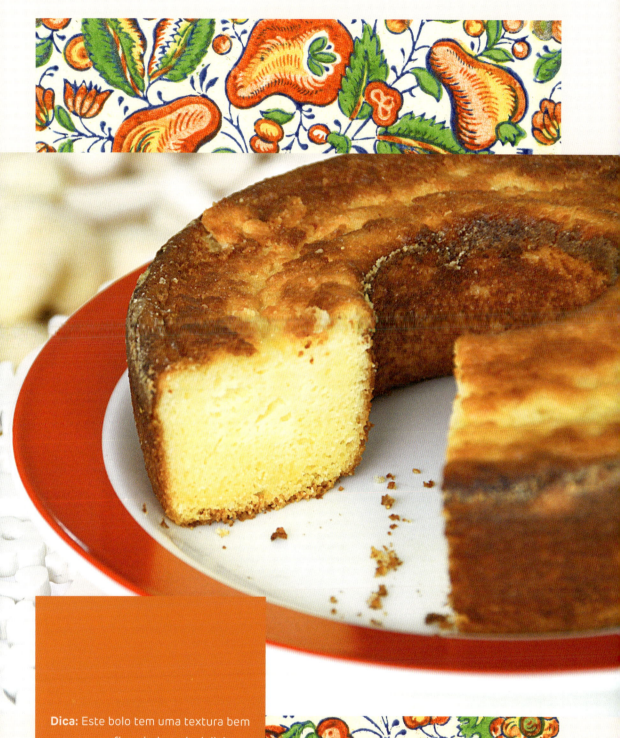

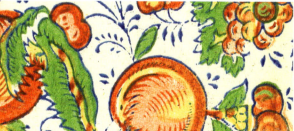

Dica: Este bolo tem uma textura bem cremosa e fica ainda mais delicioso quando servido com uma colherada de doces caseiros, como goiabada. Perfeito para um final de tarde!

Pão de ló de laranja

10 FATIAS   1 H

6 ovos, claras e gemas
separadas
1½ xícara de açúcar
1 xícara de suco de laranja
1½ xícara de amido de milho
½ xícara de farinha preparada
para bolos (p. 24)
1 colher (sopa) de fermento
químico em pó

- Preaqueça o forno em temperatura média 200 ºC. Unte uma fôrma de 28 x 42 cm com óleo, forre com papel--manteiga e unte novamente por cima.
- Bata as claras em neve e reserve.
- Bata as gemas e o açúcar até obter um creme fofo e esbranquiçado. Adicione o suco de laranja, o amido de milho e a farinha preparada e bata até obter uma massa bem cremosa. Junte o fermento e misture mais uma vez, apenas o suficiente para agregá-lo à massa. Adicione ⅓ das claras em neve e misture delicadamente, fazendo movimentos de baixo para cima, até incorporar as claras à massa. Acrescente o restante e continue misturando da mesma forma.
- Asse por 35 minutos até dourar. Para saber se o bolo já está pronto, enfie um palito no centro da massa. Se ele sair seco, desligue o forno. Espere amornar um pouco e despeje a cobertura.

Dica: Se quiser rechear, asse em fôrma redonda de uns 25 cm de diâmetro. Quando o bolo estiver frio, corte na horizontal com cuidado, utilizando uma faca de serra, para formar dois discos. Aplique o recheio e depois a cobertura.

Bolo mármore

15 FATIAS   1 H

4 ovos, claras e gemas
separadas
5 colheres (sopa) de manteiga
1 xícara de açúcar
1 vidro de leite de coco
1 pacote (50 g) de coco
ralado seco
1½ xícara de farinha preparada
para bolos (p. 24)
1 colher (sopa) cheia de
fermento químico em pó
2 colheres (sopa) de chocolate
em pó

açúcar impalpável para peneirar

- Preaqueça o forno a 200 ºC. Unte uma fôrma de furo no meio de 25 cm de diâmetro com óleo e polvilhe com farinha de arroz.
- Bata as claras em neve e reserve.
- Coloque na batedeira as gemas, a manteiga e o açúcar e bata até obter um creme esbranquiçado e homogêneo. Acrescente aos poucos, alternadamente, o leite de coco, o coco ralado e a farinha preparada. Bata bem. Junte o fermento e misture mais uma vez, apenas o suficiente para incorporá-lo à massa.
- Adicione as claras em neve à massa e misture de baixo para cima para incorporá-las sem desmancharem.
- Divida a massa em duas partes. Peneire o chocolate em pó em uma delas e misture bem. Despeje a massa branca em um dos lados da fôrma, e a massa de chocolate do outro.
- Asse por 35 minutos até dourar. Para saber se o bolo já está pronto, enfie um palito no centro da massa. Se ele sair seco, desligue o forno.
- Retire do forno e espere esfriar antes de desenformar. Peneire açúcar sobre o bolo para decorar.

Dica: Se preferir que as duas massas se misturem e criem um efeito mais bonito depois de assadas, peça ajuda a alguém e despeje as duas ao mesmo tempo.

Bolo gelado de fubá com laranja

10 FATIAS   1 H

MASSA

3 ovos
1½ xícara de açúcar
1 xícara de suco de laranja
espremido na hora
2 colheres (sopa) de margarina
1½ xícara de fubá mimoso
½ xícara de farinha preparada
para bolos (p. 24)
1 colher (sopa) de fermento
químico em pó

CALDA

1 lata de leite condensado
1 xícara de suco de laranja
espremido na hora

1 pacote (50 g) de coco ralado
seco para cobrir

- Preaqueça o forno a 200 ºC. Unte uma fôrma de 25 x 35 cm com óleo e polvilhe com amido de milho.
- Bata os ovos até dobrarem de volume. Acrescente o açúcar, o suco de laranja, a margarina, o fubá e a farinha preparada. Bata até obter uma massa homogênea. Junte o fermento em pó e misture delicadamente com uma espátula. Despeje a massa na fôrma.
- Asse por 35 minutos até dourar. Para saber se o bolo já está pronto, enfie um palito no centro da massa. Se ele sair seco, desligue o forno.
- Enquanto isso, misture bem os ingredientes da calda.
- Corte o bolo em pedaços de 5 x 5 cm e passe pela calda, umedecendo bem. Em seguida, passe pelo coco ralado. Embrulhe cada pedaço em papel-alumínio e leve à geladeira por no mínimo 2 horas antes de servir.

Dica: Esta receita também fica muito gostosa se preparada com suco de mexerica no lugar do de laranja.

Bolo queijadinha

10 FATIAS   1 H

3 ovos, claras e gemas separadas | 2 colheres (sopa) de manteiga | 1 lata de leite condensado | 1 vidro de leite de coco | 1½ xícara de flocos de milho pré-cozido 2 colheres (sopa) de queijo minas ralado | uma pitada de sal | 1 colher (sopa) bem cheia de fermento químico em pó

- Preaqueça o forno a 200 ºC. Unte com óleo uma fôrma de 25 x 35 cm e polvilhe com amido de milho.
- Bata as claras em neve e reserve.
- Coloque as gemas na tigela da batedeira e bata até esbranquiçarem. Acrescente a manteiga, o leite condensado, o leite de coco, os flocos de milho, o queijo ralado e o sal. Bata até incorporar todos os ingredientes. Quando a massa estiver bem cremosa, desligue.
- Junte o fermento em pó e depois as claras em neve, misturando delicadamente e fazendo movimentos de baixo para cima para elas não desmancharem. Despeje a massa na fôrma.
- Asse por 35 minutos até dourar. Para saber se o bolo já está pronto, enfie um palito no centro da massa. Se ele sair seco, desligue o forno.

Bolo de milho verde

10 FATIAS   1 H

4 ovos | grãos de 6 espigas de milho (cerca de 6 xícaras) | 2 xícaras de leite 2 xícaras de açúcar | 1 colher (sopa) de manteiga sem sal | 1 colher (chá) de canela em pó | 1 colher (sopa) de fermento químico em pó

- Preaqueça o forno a 200 ºC. Unte com óleo uma fôrma de 20 x 30 cm e polvilhe com amido de milho.
- Bata os ovos no liquidificador até dobrarem de volume. Acrescente o milho e o leite e bata até obter uma mistura homogênea. Acrescente o açúcar e a manteiga e continue batendo por 5 minutos. Por último, junte a canela e o fermento e bata mais uma vez, o suficiente para incorporá-los à massa. Despeje a massa na fôrma.
- Asse por 35 minutos até dourar. Para saber se o bolo já está pronto, enfie um palito no centro da massa. Se ele sair seco, desligue o forno.

Petit gâteau

6 UNIDADES   40 MIN

180 g de chocolate meio amargo
100 g de manteiga
2 ovos
2 gemas
2 colheres (sopa) de açúcar
2 colheres (sopa) de farinha
preparada para bolos 1 (p. 24)

- Preaqueça o forno a 200 ºC. Unte com manteiga forminhas individuais próprias para petit gâteau e polvilhe com farinha de arroz misturada com cacau em pó.
- Coloque o chocolate grosseiramente picado em um refratário e leve ao micro-ondas. Derreta o chocolate em potência máxima por 30 segundos, prestando atenção para não queimar. Retire do micro-ondas com cuidado, junte a manteiga e misture bem. Reserve.
- Coloque em uma tigela os ovos e as gemas. Bata até obter uma mistura fofa e espumante. Junte o açúcar e bata novamente. Despeje a mistura de chocolate sobre os ovos sem parar de bater. Acrescente a farinha preparada aos poucos e misture delicadamente com uma espátula até incorporar todos os ingredientes.
- Preencha as forminhas até a metade da capacidade. Coloque-as em uma assadeira e leve ao forno.
- Asse por cerca de 5 a 7 minutos. Retire do forno e desenforme ainda quente; o centro do bolinho deve ficar úmido. Sirva imediatamente.

Dica: Sirva estes suculentos bolinhos com a calda de maracujá da página 124. A combinação do azedinho da fruta com o doce do chocolate é clássica e fica uma delícia!

Bolo de chocolate sem farinha

10 FATIAS   50 MIN

6 ovos
6 colheres (sopa) de chocolate em pó
2 colheres (sopa) de açúcar
2 colheres (sopa) de manteiga
1 colher (chá) de extrato de baunilha
uma pitada de sal
2 pacotes (50 g) de coco ralado seco
1 colher (sopa) de fermento químico em pó

açúcar cristal para polvilhar

- Preaqueça o forno a 200 °C. Unte com óleo uma fôrma de 20 x 30 cm e polvilhe com açúcar cristal.
- Bata os ovos até dobrarem de volume. Acrescente o chocolate, o açúcar, a manteiga, a baunilha e o sal e bata até obter uma mistura homogênea. Desligue. Adicione o coco ralado e o fermento e misture delicadamente. Despeje o bolo na assadeira.
- Asse por 35 minutos até dourar. Para saber se o bolo já está pronto, enfie um palito no centro da massa. Se ele sair seco, desligue o forno.

Dica: Sirva ainda morno, regado com a calda de especiarias da página 125. Fica uma delícia!

Brownie

10 FATIAS   50 MIN

200 g de chocolate meio amargo

5 colheres (sopa) de manteiga

6 ovos, claras e gemas separadas

½ xícara de açúcar

½ colher (café) de café em pó solúvel

½ xícara de farinha preparada para bolos 2 (p. 24)

½ xícara de nozes e amêndoas grosseiramente picadas e misturadas

1 colher (café) de bicarbonato de sódio

- Preaqueça o forno a 200 ºC. Forre uma assadeira de 33 x 22 cm com papel--manteiga e unte por cima com óleo.
- Derreta o chocolate no micro-ondas por 30 segundos (tome cuidado para não deixar o chocolate queimar) ou em banho-maria, tomando cuidado para o fundo do recipiente não encostar na água fervente. Quando derreter, junte a manteiga e misture bem.
- Bata as claras em neve e reserve.
- Coloque na tigela da batedeira as gemas, o açúcar e o café solúvel e bata até obter uma mistura espumante. Desligue. Acrescente a farinha preparada, as nozes e amêndoas e misture bem com uma espátula. Junte o bicarbonato de sódio e as claras em neve e misture delicadamente, de baixo para cima, até incorporar bem todos os ingredientes.
- Reduza a temperatura do forno para 135 °C e asse por 20 minutos. A massa deve ficar crocante por fora e úmida no centro.

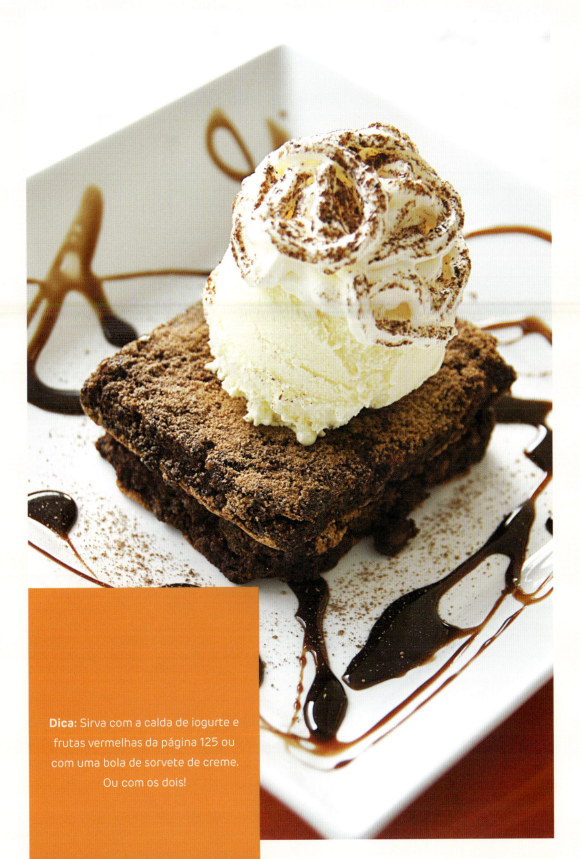

Dica: Sirva com a calda de iogurte e frutas vermelhas da página 125 ou com uma bola de sorvete de creme. Ou com os dois!

Bolos

Coberturas e recheios

Aproveite estas coberturas e recheios para incrementar um bolo simples ou sirva-as sobre as panquecas doces da página 47.

Glacê de laranja   1 XÍCARA   15 MIN

1 xícara de açúcar de confeiteiro | ½ xícara de suco de laranja coado

- Coloque o açúcar de confeiteiro em uma tigela. Despeje o suco de laranja em fio, misturando com um batedor pequeno ou uma colher até atingir a consistência de glacê. Utilize imediatamente para cobrir o bolo; esta cobertura dá um aspecto craquelado e acrescenta um sabor incrível.

Recheio cremoso de laranja

2 XÍCARAS   10 MIN

1 caixinha de creme de leite | 250 g de cream cheese | 1 xícara de geleia de laranja

- Coloque o creme de leite, o cream cheese e metade da geleia no liquidificador e bata até obter um creme. Use para cobrir ou rechear o bolo escolhido e decore com o restante da geleia de laranja.

Cobertura de leite condensado

1 XÍCARA   15 MIN

1 lata de leite condensado | ½ lata de leite (use a lata de leite condensado para medir) | 1 colher (sopa) de manteiga

- Coloque todos os ingredientes em uma panela pequena e leve ao fogo médio, mexendo sempre, até engrossar. Tome cuidado para não deixar ferver. Espere amornar antes de cobrir o bolo.

Creme de café   3 XÍCARAS   20 MIN

1 xícara de leite | 1 lata de leite condensado | 4 gemas | 2 colheres (sopa) de café em pó solúvel | 3 colheres (sopa) de amido de milho | 1 lata de creme de leite

- Coloque o leite, o leite condensado e as gemas no liquidificador e bata até obter um creme liso. Acrescente o café em pó e o amido de milho e bata mais uma vez. Transfira para uma panela e leve ao fogo médio, mexendo sempre, até engrossar. Retire do fogo e deixe esfriar um pouco antes de adicionar o creme de leite.

Cobertura de chocolate com avelãs
2 XÍCARAS   20 MIN

200 g de chocolate meio amargo | 1 xícara de leite | 1 colher (sopa) de avelãs picadas

- Coloque o chocolate e o leite numa panela e leve ao fogo baixo. Mexa sempre até obter um creme liso e desligue. Acrescente as avelãs e misture mais uma vez. Use a cobertura, decorando com avelãs inteiras e raspas de chocolate meio amargo.

Cobertura de nozes   2 XÍCARAS   45 MIN

1 lata de leite condensado | 1 lata de creme de leite | 1 xícara de nozes picadas

- Coloque o leite condensado na panela de pressão e cubra com água. Leve ao fogo alto até que a panela comece a chiar. Reduza o fogo e cozinhe por 25 minutos. Desligue o fogo, mas não abra a panela. Deixe tampada até esfriar completamente.
- Coloque o leite condensado cozido e o creme de leite em uma tigela grande e misture até obter uma pasta uniforme. Acrescente as nozes e misture mais uma vez.

Calda de coco

4 XÍCARAS   **15 MIN**

2 vidros de leite de coco | 1 lata de leite condensado | 1 lata de leite (use a lata de leite condensado para medir) | 1 pacote (100 g) de coco ralado úmido e adoçado

- Coloque o leite de coco, o leite condensado e o leite no liquidificador e bata até obter uma mistura homogênea. Transfira para uma tigela (ou uma jarrinha com bico para facilitar na hora de regar o bolo) e misture o coco ralado. Se quiser variar o sabor, use coco queimado em flocos.

Cobertura clássica de chocolate

1 XÍCARA   **15 MIN**

1 xícara de leite | 6 colheres (sopa) de açúcar | 6 colheres (sopa) de chocolate em pó | 2 colheres (sopa) de manteiga

- Coloque todos os ingredientes em uma panela pequena e leve ao fogo médio, mexendo sempre, até engrossar. Tome cuidado para não ferver. Despeje a cobertura ainda quente sobre o bolo, mas deixe esfriar um pouco antes de servir.

Calda de maracujá

2 XÍCARAS   **15 MIN**

polpa de 2 maracujás | ½ xícara de água | ½ xícara de açúcar
1 colher (sopa) de amido de milho | 1 lata de creme de leite

- Coloque o maracujá, a água, o açúcar e o amido de milho em uma panela pequena e leve ao fogo médio, mexendo sempre, até obter uma mistura com consistência cremosa. Tire a panela do fogo, junte o creme de leite e misture bem. Espere esfriar um pouco antes de despejar em cima do bolo.

Cobertura de chocolate branco

2 XÍCARAS   15 MIN

160 g de chocolate branco | 2 colheres (sopa) de rum, conhaque ou do licor de sua preferência | 1 lata de creme de leite

- Coloque o chocolate branco em um refratário para aquecer em banho-maria. Derreta o chocolate, mexendo sempre delicadamente, até dissolver completamente. Retire do fogo, acrescente o rum (ou o conhaque ou o licor) e misture até incorporá-lo ao chocolate. Acrescente o creme de leite e misture até obter um creme homogêneo e brilhante. Deixe esfriar um pouco antes de cobrir o bolo.

Calda de especiarias   3 XÍCARAS   15 MIN

1 xícara de açúcar | ½ xícara de água | 3 colheres (sopa) de mel
½ colher (chá) de canela em pó | ½ colher (chá) de cravo em pó
½ colher (chá) de gengibre em pó

- Coloque o açúcar, a água e o mel em uma panela pequena e leve ao fogo médio. Deixe a mistura engrossar ligeiramente, formando uma calda rala. Acrescente a canela, o cravo e o gengibre e misture bem para incorporar as especiarias. Faça pequenos furinhos na superfície do bolo com um garfo de sobremesa ou um palito, para que a calda umedeça bem o bolo. Esta calda é bastante versátil e pode ser guardada na geladeira em recipiente tampado por uma semana.

Calda de iogurte e frutas vermelhas

2 XÍCARAS   10 MIN

1 copo de iogurte natural | 4 colheres (sopa) de mel | ½ xícara de morangos, framboesas, amoras ou mirtilos picados

- Misture o iogurte com o mel até obter uma mistura homogênea. Adicione as frutas e misture com cuidado para não desmanchá-las. Se estiver usando frutas congeladas, espere descongelar completamente e escorra bem para que a calda não fique rala.

Biscoitos

Biscoitos, bolachas: não importa o nome que se dê, todo mundo adora uma dessas delicinhas no fim da tarde, bebericando um chá de ervas ou um café recém-coado... Siga estas dicas e aproveite!

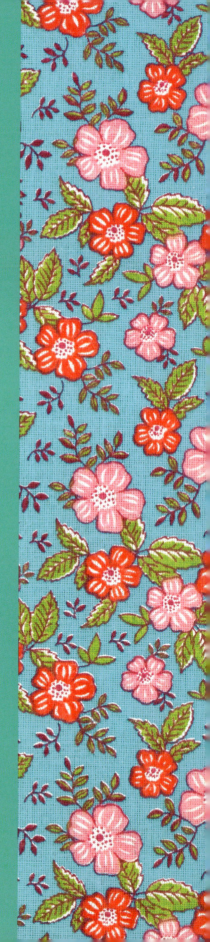

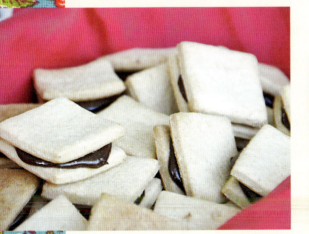
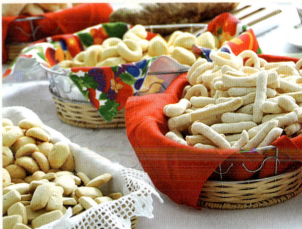

- Sempre preaqueça o forno antes de colocar os biscoitos para assar. Se o seu fogão é de 4 bocas, preaqueça a 180 °C; se for de 6 bocas, aumente a temperatura para 250 °C, mas diminua quando colocar a assadeira.
- Estas receitas rendem bastante, então, se quiser, congele os biscoitos depois de assados para ter estas delícias à mão sempre que quiser impressionar seus amigos ou apenas devorá-los em frente à TV. Basta deixar os biscoitos esfriarem bem e congelá-los em saquinhos plásticos herméticos. Para descongelar, deixe em temperatura ambiente para que fiquem crocantes.
- Caso o seu forno não seja grande o suficiente para assar todos os biscoitos de uma só vez, não tem problema: monte as assadeiras e deixe-as cobertas com um pano, em temperatura ambiente, e asse em lotes. Caso precise reutilizar a mesma assadeira, basta untar uma vez só.

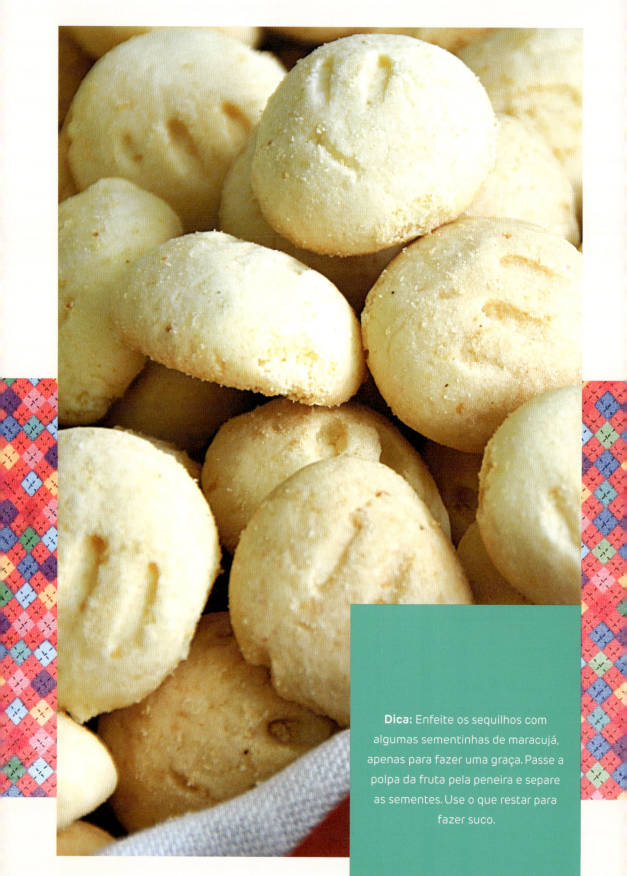

Dica: Enfeite os sequilhos com algumas sementinhas de maracujá, apenas para fazer uma graça. Passe a polpa da fruta pela peneira e separe as sementes. Use o que restar para fazer suco.

Sequilhos de maracujá

1,2 KG   1 H

300 g de gordura vegetal hidrogenada
200 ml de suco de maracujá concentrado
5 colheres (sopa) de leite em pó
1½ xícara de açúcar
5 ovos
uma pitada de sal
1 kg de amido de milho

- Preaqueça o forno a 180 ºC. Separe duas assadeiras de 25 x 35 cm.
- Numa tigela grande, coloque a gordura vegetal, o suco, o leite em pó e o açúcar e misture. Acrescente os ovos um a um e o sal. Misture bem. Adicione o amido de milho aos poucos até alcançar o ponto de enrolar a massa, ou seja, até a massa desgrudar da mão.
- Com uma colher pequena, retire porções da massa e modele em bolinhas. Achate com a ponta de um garfo, formando ranhuras no biscoito. Se preferir, modele a massa em cordões e corte do tamanho desejado.
- Asse por 15-20 minutos. Estes biscoitos não douram por cima, então para saber se o biscoito está assado, olhe a parte de baixo; deve estar corada. Deixe esfriar completamente antes de transferir para um pote com tampa.

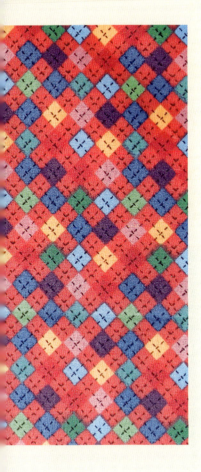

Biscoitos de queijo

1,5 KG   1 H 30

3 xícaras de fécula de mandioca ou amido de milho
1 xícara de polvilho doce
2½ xícaras de queijo parmesão ralado
½ xícara de margarina ou manteiga, mais um pouco para untar
½ xícara de manteiga de garrafa
uma pitada de açúcar
sal a gosto
3 ovos

- Preaqueça o forno a 180 °C. Unte com margarina duas assadeiras de 25 x 35 cm.
- Em uma tigela grande, junte todos os ingredientes exceto os ovos. Misture bem. Acrescente os ovos, um a um, e trabalhe a massa até o ponto de enrolar. Acerte o sal, se necessário. Deixe a massa descansar até que possa ser trabalhada sem grudar nas mãos.
- Modele os biscoitos em formato de ferradura, deixando um pequeno espaço entre as pontas; depois de assado, o biscoito cresce um pouco.
- Asse por 15-20 minutos até os biscoitos ficarem ligeiramente corados.

Dica: Se quiser, polvilhe com gergelim branco ou preto, ou até mesmo linhaça dourada, para decorar os biscoitos.

Biscoitos da roça   1 KG   1 H 30

5 xícaras de polvilho doce | 3 xícaras de água | 1½ xícara de óleo | 1 colher (sopa) de sal | 10 ovos

- Preaqueça o forno a 180°C. Forre duas assadeiras de 25 x 35 cm com papel--manteiga.
- Coloque o polvilho em uma tigela grande e reserve.
- Numa panela com fundo grosso, ponha a água, o óleo e o sal e leve ao fogo sem tampar. Assim que ferver, despeje com cuidado sobre o polvilho. Mexa com uma espátula até amornar. Acrescente os ovos, um a um, misturando bem após cada adição; a massa deve ficar com a consistência de massa de bolo.
- Transfira a massa para um saco de confeiteiro sem bico; se não tiver um, use um saco plástico grosso e faça um corte em um dos cantos para a massa sair. Modele os biscoitos no tamanho desejado, diretamente na assadeira.
- Asse por 15 20 minutos ou até dourar ligeiramente. Espere esfriar bem antes de guardar em potes com tampa.

Biscoitos de farinha de mandioca

500 G   1 H 30

1 xícara de farinha de mandioca torrada | ½ xícara de leite | 3 xícaras de fécula de mandioca | 1 xícara de queijo parmesão ralado | uma pitada de açúcar | uma pitada de sal | 100 g de manteiga em temperatura ambiente, mais um pouco para untar | 100 g de margarina em temperatura ambiente 3 ovos

- Preaqueça o forno a 180 °C. Unte com manteiga duas assadeiras de 25 x 35 cm.
- Numa tigela grande ponha a farinha de mandioca e despeje o leite aos poucos. Esfarele com a ponta dos dedos até obter a textura de uma farofa. Acrescente o restante dos ingredientes (menos os ovos) e misture bem. Junte os ovos, um a um, e amasse até a massa desgrudar da mão. Faça rolinhos finos e modele pequenas argolas.
- Asse por 30 minutos até que os biscoitos fiquem levemente corados.

Biscoitos de polvilho azedo

1,3 KG   1 H 30

1 kg de polvilho azedo
2 xícaras de óleo
2 xícaras de leite frio
2 xícaras de água
1 colher (sopa) de sal
1 xícara de queijo ralado
4 ovos grandes ou 5 ovos
pequenos

- Preaqueça o forno a 180 °C. Separe duas assadeiras de 25 x 35 cm.
- Em uma tigela grande, coloque o polvilho, o óleo e o leite. Misture bem até a massa ficar com uma textura úmida grossa, como uma farofa.
- Ferva a água com o sal. Despeje a água fervente na mistura e mexa com uma espátula até amornar. Acrescente o queijo aos poucos e junte os ovos um a um. Sove bem até a massa ficar homogênea.
- Coloque a massa em um saco de confeiteiro com bico liso ou em um saco plástico resistente; neste caso, faça um pequeno furo em uma das pontas para a massa sair. Modele os biscoitos em forma de argolinhas diretamente sobre a assadeira.
- Asse por 15-20 minutos. Deixe esfriar completamente antes de transferir para um pote com tampa ou congelar em embalagens menores. Na hora de descongelar, deixe em temperatura ambiente; os biscoitos vão ficar crocantes como se tivessem acabado de sair do forno.

Dica: Para fazer uma versão sabor bacon, ao ferver água, acrescente um cubinho de caldo concentrado sem glúten sabor bacon para escaldar a mistura. Para o sabor cebola, antes de acrescentar os ovos, adicione uma cebola ralada e prossiga como indicado.

Biscoito Champagne

12 UNIDADES   1 H

5 gemas
3 ovos inteiros
2 xícaras de açúcar
1½ xícara de farinha preparada
para empadas e massas
amanteigadas (p. 19)

1 xícara de açúcar cristal
para polvilhar

- Preaqueça o forno a 180°C. Forre duas assadeiras de 25 x 35 cm com papel-manteiga.
- Coloque na tigela da batedeira as gemas, os ovos inteiros e o açúcar. Bata durante 20 minutos até obter um creme fofo. Retire a tigela da batedeira e adicione a farinha preparada aos poucos, misturando com uma das mãos até incorporar os ingredientes e obter uma massa lisa e homogênea.
- Coloque a massa em um saco de confeiteiro montado com um bico liso grande. Sobre a assadeira, faça biscoitos com cerca de 10 cm de comprimento, deixando um espaço de dois dedos entre eles. Polvilhe com açúcar cristal.
- Asse por 25 minutos ou até que os biscoitos fiquem ligeiramente corados. Espere esfriar e guarde-os em potes fechados.

Dica: Utilize em pavês ou como acompanhamentos para cremes, musses e sorvetes.

Biscoitos

Bolachas recheadas com chocolate suíço

20 UNIDADES   **1 H**

MASSA

2 gemas
½ xícara de açúcar
50 g de manteiga sem sal
½ xícara de farinha preparada para empadas e massas amanteigadas (p. 19)
1 colher (café) de essência de baunilha
1 colher (café) de essência de chocolate
½ xícara de chocolate em pó
4 colheres (sopa) de leite desnatado
1 colher (chá) de fermento químico em pó

RECHEIO

300 g de chocolate meio amargo picado em pedaços grandes
1 lata de leite condensado cozido (página 123)
1 lata de creme de leite
2 colheres (sopa) de chocolate em pó
1 colher (café) de essência de baunilha
uma pitada de cacau em pó ou de essência de chocolate em pó

- Preaqueça o forno a 180 ºC. Forre uma assadeira de 25 x 35 cm com papel-manteiga.
- Numa tigela grande, coloque as gemas, o açúcar e a manteiga e misture até obter um creme esbranquiçado. Acrescente a farinha preparada, as essências de baunilha e de chocolate, o chocolate em pó, o leite e o fermento e misture até obter uma massa que possa ser aberta com o rolo.
- Abra a massa não muito fina, com uns 5 mm de espessura, entre dois pedaços de plástico grosso. Corte as bolachas usando um cortador quadrado.
- Asse por 15 minutos até ficarem crocantes. Não descuide do forno, pois estas bolachas assam muito rápido. Deixe esfriar antes de rechear.
- Enquanto as bolachas esfriam, prepare o recheio. Derreta o chocolate no micro-ondas por 30 segundos (a potência de cada aparelho varia, portanto fique de olho para não queimar) ou em banho-maria e reserve até amornar. Ponha os demais ingredientes na batedeira e bata até obter um creme liso e brilhante. Despeje o chocolate derretido morno aos poucos, sem parar de bater.
- Transfira o recheio para um saco de confeiteiro com bico liso pequeno ou um saco plástico resistente; neste caso, faça um furo pequeno em uma das pontas para o recheio sair. Coloque o recheio em metade dos biscoitos, tomando cuidado de arrumar bem no centro para não escorrer na hora de montar. Cubra cada biscoito com outro, apertando levemente para grudar. Espere o recheio firmar e depois guarde em potes bem vedados.

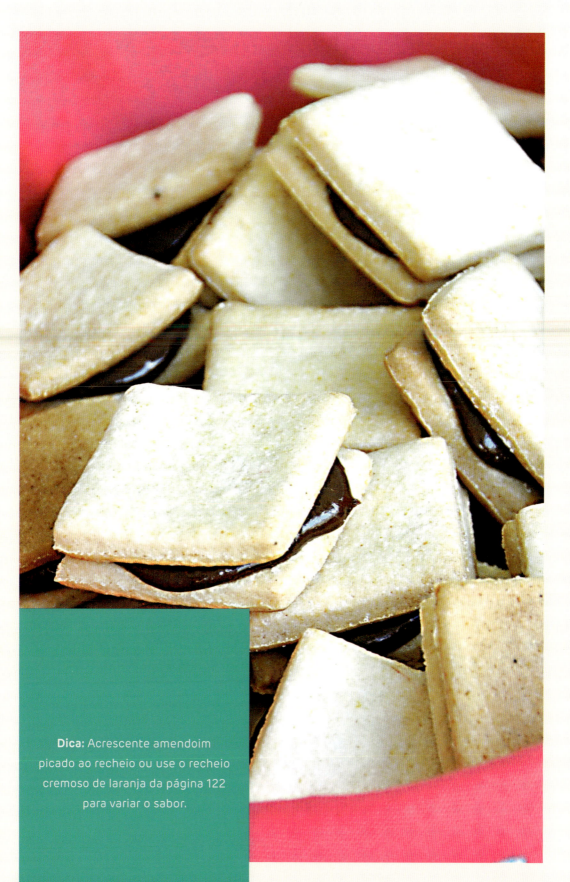

Dica: Acrescente amendoim picado ao recheio ou use o recheio cremoso de laranja da página 122 para variar o sabor.

Biscoitos

Biscoitos de provolone e gergelim

20 UNIDADES   1 H

1 xícara de farinha de mandioca torrada | ½ xícara de leite | 3 xícaras de fécula de mandioca | 1 xícara de queijo parmesão ralado | uma pitada de açúcar | uma pitada de sal | 100 g de manteiga em temperatura ambiente, mais um pouco para untar | 100 g de margarina em temperatura ambiente 3 ovos

- Preaqueça o forno a 180 ºC. Unte com manteiga duas assadeiras de 25 x 35 cm.
- Numa tigela grande ponha a farinha de mandioca e despeje o leite aos poucos. Esfarele com a ponta dos dedos até obter a textura de uma farofa. Acrescente o restante dos ingredientes (menos os ovos) e misture bem. Junte os ovos, um a um, e amasse até a massa desgrudar da mão. Faça rolinhos finos e modele pequenas argolas.
- Asse por 30 minutos até que os biscoitos fiquem levemente corados.

Biscoitinhos de cebola 500 G   1 H

200 g de manteiga | 2 cebolas raladas | 2 ovos | 1 colher (sopa) de fermento químico em pó | 1 colher (café) de sal | pimenta-do-reino branca moída na hora a gosto | 2 colheres (sopa) de leite | 2 xícaras de farinha preparada para empadas e massas amanteigadas (p. 19)

- Preaqueça o forno a 180 ºC. Forre uma assadeira de 25 x 35 cm com papel--manteiga.
- Em uma tigela, bata todos os ingredientes, menos a farinha preparada, até obter uma mistura homogênea. Junte a farinha preparada aos poucos até a massa soltar da mão, sem sovar muito.
- Abra a massa com um rolo entre dois pedaços de plástico grosso. Use um cortador para obter os biscoitos no formato desejado.
- Asse por 20 minutos até os biscoitos dourarem levemente. Deixe esfriar bem antes de transferir para potes hermeticamente fechados.

Biscoitos toalha

12 UNIDADES   1 H

5 xícaras de polvilho doce
3 xícaras de água
1½ xícara de óleo
1 colher (sopa) rasa de sal
8 ovos

polvilho doce peneirado
para decorar

- Preaqueça o forno a 180 ºC. Separe duas assadeiras de 25 x 35 cm.
- Coloque o polvilho em uma tigela bem grande e reserve.
- Em uma panela de fundo grosso, ponha a água, o óleo e o sal e leve ao fogo. Assim que ferver, despeje sobre o polvilho com bastante cuidado para não se queimar. Mexa com uma espátula até amornar. Acrescente os ovos um a um, misturando bem após cada adição; a massa fica um pouco mais mole mesmo.
- Unte as mãos com um pouco de óleo. Com a ajuda de uma colher, separe pequenas porções de massa e enrole no formato desejado, como bolinhas ou palitos, por exemplo. Passe cada biscoito com cuidado pelo polvilho peneirado para dar o aspecto "atoalhado" que dá nome a esta receita tradicional mineira. Asse por 15-20 minutos até dourar.

Dica: Sirva estes biscoitos em temperatura ambiente na hora do lanche, oferecendo uma alternativa muito graciosa ao pão de queijo ou às bisnaguinhas de leite.

Sequilhos de café

1,2 KG   1 H 30

3 colheres (sopa) de café em pó solúvel
200 ml de leite de coco morno
5 ovos
300 g de gordura vegetal hidrogenada
1½ xícara de açúcar
4 colheres (sopa) de leite em pó
uma pitada de sal
1 kg de amido de milho

- Preaqueça o forno a 180 °C. Separe duas assadeiras de 25 x 35 cm cada uma.
- Em uma tigela grande, dissolva o café solúvel no leite de coco morno. Junte os ovos um a um, misturando bem depois de cada adição. Acrescente os demais ingredientes, exceto o amido de milho e bata até obter uma mistura homogênea. Acrescente o amido de milho aos poucos até a massa se soltar da mão.
- Com uma colher pequena, retire porções da massa e modele em bolinhas. Achate com a ponta de um garfo, formando ranhuras no biscoito. Se preferir, modele a massa em cordões e corte do tamanho desejado.
- Asse por 15-20 minutos. Estes biscoitos não douram por cima, então para saber se estão assados, olhe a parte de baixo, deve estar corada. Deixe esfriar completamente antes de transferir para um pote com tampa.

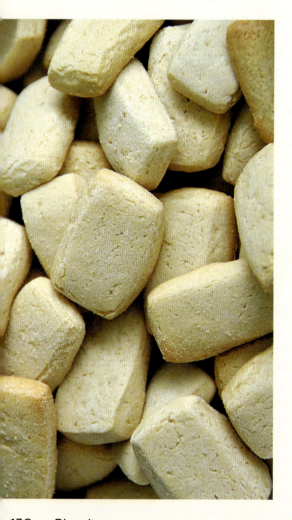

Biscoitos de farinha de milho

1 KG   1 H 30

1 xícara de farinha
de milho amarela
1 xícara de leite
3 xícaras de polvilho doce
¾ de xícara mais
1 colher (sopa) de óleo
5 ovos
½ colher (sopa) de sal
1 xícara de queijo
parmesão ralado

manteiga para untar

- Preaqueça o forno a 180 ºC. Unte com manteiga duas assadeiras de 25 x 35 cm.
- Numa tigela grande coloque a farinha de milho e o leite. Misture para umedecer a farinha. Junte o polvilho e esfarele com as mãos até obter a textura de uma farofa. Reserve.
- Em uma panela com fundo grosso, aqueça o óleo. Despeje com cuidado sobre a mistura reservada e mexa bem até amornar. Junte os ovos um a um, amassando após cada adição até incorporar todos os ingredientes. Acrescente o sal e o queijo ralado e continue sovando até a massa desgrudar da mão.
- Com uma colher de chá, separe porções da massa e modele bolinhas ou palitos pequenos. Disponha-os sobre a assadeira, tomando o cuidado de deixar um dedo de espaço entre cada um.
- Asse por 15-20 minutos até os biscoitos ficarem levemente dourados. Deixe esfriar bem antes de servir ou guardar em potes herméticos.

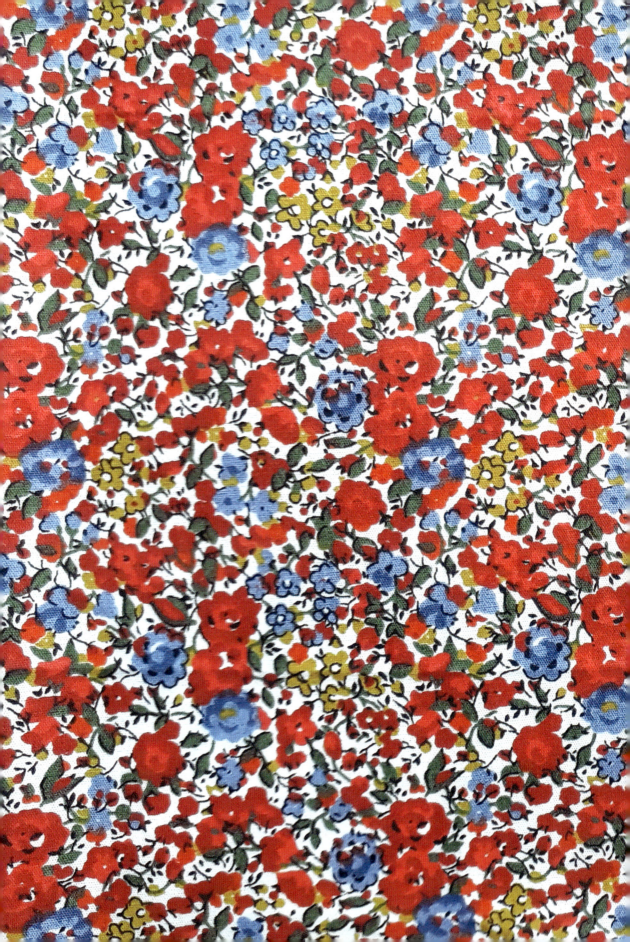

Agradecimentos

Agradeço a João Victor e Luana, meus filhos, motivos de orgulho e alegria, que me inspiram diariamente para que cada dificuldade encontrada em nossos caminhos se torne motivo de superação.

Agradeço a Renato, meu esposo, o apoio incondicional, o incentivo constante, seu amor e sua dedicação à nossa família.

Agradeço a todos os profissionais de saúde que me auxiliaram nessa caminhada, em especial à médica Cristina Miuki Abe Jacob (*in memoriam*), que me orientou no tratamento de João Victor.

Agradeço a minha mãe, minha sogra e meus familiares e amigos cada contribuição, cada receita, cada alegria compartilhada.

A Deus, agradeço por iluminar-me na missão de criar meus filhos e por permitir que tantos sonhos estejam se tornando realidade.

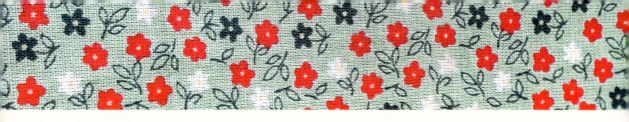

Índice alfabético de receitas

Biscoitinhos de cebola 136
Biscoito Champagne 133
Biscoitos da roça 131
Biscoitos de farinha de mandioca 131
Biscoitos de farinha de milho 139
Biscoitos de polvilho azedo 132
Biscoitos de provolone e gergelim 136
Biscoitos de queijo 130
Biscoitos toalha 137
Bolachas recheadas
   com chocolate suíço 134
Bolinha de presunto 78
Bolo beijinho com abacaxi 108
Bolo cremoso de fubá 112
Bolo de aipim 106
Bolo de banana caramelada 100
Bolo de cenoura 94
Bolo de chocolate 93
Bolo de chocolate sem farinha 119
Bolo de fubá com goiabada 99
Bolo de fubá cozido 111
Bolo de laranja 97
Bolo de limão 102
Bolo de mandioca cozida 109
Bolo de milho verde 117
Bolo gelado de fubá com laranja 116
Bolo gelado de laranja com coco 96
Bolo invertido de abacaxi 101
Bolo mármore 115
Bolo queijadinha 117
Bolo úmido de abóbora 110

Bombocado de coco 109
Broa cremosa de fubá 64
Broa de leite condensado 64
Brownie 120
Cachorro-quente de tabuleiro 83

Coberturas e recheios
   Calda de coco 124
   Calda de especiarias 125
   Calda de iogurte e frutas
      vermelhas 125
   Calda de maracujá 124
   Cobertura clássica de chocolate 124
   Cobertura de chocolate branco 125
   Cobertura de chocolate com
      avelãs 123
   Cobertura de leite condensado 122
   Cobertura de nozes 123
   Creme de café 123
   Glacê de laranja 122
   Recheio cremoso de laranja 122

Coxinha 74
Croquetes de carne 89
Cupcakes de pão de mel 104
Empadinha de frango 72
Enroladinho de presunto e queijo 81
Enroladinho de salsicha 80
Esfirra 79

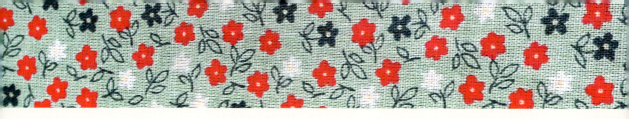

Falsas tortas
    Massa de batata 31
    Massa de cenoura 31
    Massa de mandioca 30
    Massa de ricota 30

Farinhas preparadas
    Farinha para empanados 1 25
    Farinha para empanados 2 25
    Farinha preparada para bolos 1 24
    Farinha preparada para bolos 2 24
    Farinha preparada para empadas e massas amanteigadas 19
    Farinha preparada para massas 24
    Farinha preparada para pães 25

Fôrma de pão de queijo 87
Massa para pizza 37
Massa para torta doce 45
Massa para torta salgada 29
Meia-lua de goiabada 65
Muffins de abóbora e carne-seca 84
Muffins formigueiro 105
Nuggets de frango 88
Pãezinhos de cebola 52
Panqueca 38
Panqueca doce 47
Pão australiano 55
Pão de fôrma 53
Pão de hambúrguer 51
Pão de ló 46
Pão de ló de laranja 114

Pão de ló salgado de fubá 34
Pão de mel 67
Pão de queijo escaldado 87
Pão de queijo rápido 86
Pão salgado recheado 60
Pãozinho delícia 58
Pastel assado de creme de palmito 75
Petit gâteau 118

Quiches
    Massa de inhame 32
    Massa tradicional 33

Recheios salgados
    Abobrinha com nozes e alecrim 42
    Camarão 40
    Carne moída com repolho 42
    Escarola e sardinha 43
    Frango caipira 41
    Lombo e couve 40
    Milho verde cremoso 43
    Palmito com iogurte 41

Rosca de batata 56
Rosca de canela 63
Rosca de coco 68
Rosca tradicional 61
Sequilhos de café 138
Sequilhos de maracujá 129
Surpresa de pão de queijo 86
Trouxinhas de frango 77

Copyright © 2013, 2021 Denise Veloso Gonçalves Godinho.
Copyright desta edição © 2021 Alaúde Editorial Ltda.

Todos os direitos reservados. Nenhuma parte desta edição pode ser utilizada ou reproduzida – em qualquer meio ou forma, seja mecânico ou eletrônico –, nem apropriada ou estocada em sistema de banco de dados sem a expressa autorização da editora.

O texto deste livro foi fixado conforme o acordo ortográfico vigente no Brasil desde 1º de janeiro de 2009.

Preparação: Elvira Castañon
Revisão: Claudia Vilas Gomes
Fotografias: Júnia Velloso Rebello
Capa e projeto gráfico: Amanda Cestaro
1ª edição, 2014 (5 reimpressões)
2ª edição, 2021

Dados Internacionais de Catalogação na Publicação (CIP)
(Câmara Brasileira do Livro, SP, Brasil)

Godinho, Denise
Sabor sem glúten : mais de 100 receitas testadas e aprovadas / Denise Godinho. -- 2. ed. -- São Paulo : Alaúde Editorial, 2021.

ISBN 978-65-86049-38-1

1. Alimentação saudável 2. Glúten 3. Nutrição - Aspectos da saúde 4. Receitas culinárias I. Título.

21-68027   CDD-641.5

Índices para catálogo sistemático:
1. Receitas culinárias 641.5
Aline Graziele Benitez - Bibliotecária - CRB-1/3129

2021
Alaúde Editorial Ltda.
Avenida Paulista, 1337
Conjunto 11, Bela Vista
São Paulo, SP, 01311-200
Tel.: (11) 3146-9700
www.alaude.com.br
www.alaude.com.br/blog

Compartilhe a sua opinião sobre este livro usando a hashtag #SaborSemGlúten nas nossas redes sociais:

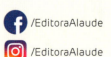
/EditoraAlaude
/EditoraAlaude
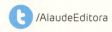
/AlaudeEditora